Muskelaufbau Kochbuch: 222 gesunde Fitness Rezepte unter 20 min. für jeden

-

Das Protein Kochbuch rund um das Thema Muskelaufbau Ernährung – inkl. Trainingsplan

1. Auflage

„Du bist, was du isst.“ – ein Zitat, welches der deutsche Philosoph Ludwig Feuerbach bereits im Jahr 1850 aufbrachte. Ein Zitat, welches fast jeder von uns schon einmal gehört hat. Und vor allem aber ein Zitat, hinter welchem ein hoher Wahrheitsgehalt steckt – auch noch 170 Jahre nach seiner eigentlichen Veröffentlichung.

Das Thema Ernährung hatte nie mehr Relevanz und sorgte noch nie für mehr Aufsehen, als dass es in den letzten Jahren der Fall ist. Und das auch vollkommen zurecht. Denn die Ernährung ist ein so wichtiges Kriterium für jede einzelne Person. Dabei ist es vollkommen irrelevant, ob jung oder alt und ob männlich oder weiblich. Die Ernährung macht uns zu dem, was wir eigentlich sind. Umso wichtiger ist es, sich mit solch einer wichtigen Thematik hinreichend auseinander zu setzen. Und genau hier stoßen wir bereits auf den ersten Knackpunkt: viele Wissensquellen, wie Fachbücher zum Thema Ökotrophologie, beziehungsweise Ernährung, sind komplex, missverständlich oder nicht selten auch unvollständig.

Dass eine gesunde und ausgewogene Ernährung wichtig ist, ist schon lange kein Geheimnis mehr. Aber warum genau ist das eigentlich so? Was genau bewirkt eine gesunde Ernährung mit unserem Körper? Eine gesunde Ernährung unterstützt den menschlichen Körper dabei, sich selbst etwas Gutes zu tun. Während aber mehr als die Hälfte aller deutschen Einwohner bereits an gesundheitlich bedenklichem Übergewicht leidet, sollte ein Umdenken hier höchste Priorität haben und möglichst bald passieren. Denn die Resultate einer gesunden Ernährung zeigen sich nicht nur im Spiegelbild wieder. Zwar sind optische Faktoren, wie etwa eine schlanke Taille, ein fettfreier Bauch oder ein muskulöser Oberarm die positive Folge guter und gesunder Ernährung, aber die optischen Auswirkungen sind nicht das einzig ausschlaggebende Kriterium. Auch die mentale Gesundheit dankt dem Körper für eine gesunde Ernährung, denn die allgemeine Stimmung wird deutlich und nachhaltig angehoben. Sogar das Risiko einer Depression kann durch eine gesunde Ernährung erheblich verringert werden. Und das ist noch lange nicht alles: auch die menschlichen Organe und das Herz-Kreislauf-System profitieren von einer gesunden Ernährung. So stabilisiert sich etwa der Blutdruck und das Risiko einer riskanten Herzerkrankung wird deutlich gesenkt.

Leider denken noch immer viele Personen, dass eine gesunde Ernährung immer langweilig, öde und erst recht nicht lecker sei. Sie verbinden die gesunde Ernährung, gerade auch im Muskelaufbau, ausschließlich mit Reis und Hähnchen und sehen kaum leckere Alternativen. Es mangelt an Ideen für schmackhafte und zugleich auch gesunde Rezepte, die sich auch während des Zeitraums eines Muskelaufbaus in den Alltag integrieren lassen. Hinzu kommt die Problematik, dass der Alltag immer schnelllebiger wird. Neben dem zeitintensiven Job und dem Sport zum Ausgleich dessen bleibt letztlich immer weniger Zeit übrig, um frisch zu Kochen. Somit endet man nicht selten, trotz der guten Vorsätze in Sachen Ernährung, beim Fast Food Restaurant um die Ecke oder wählt den Lieferdienst. Die Folge sind ungesunde Mahlzeiten, die sich eigentlich ganz und gar nicht in den aktuellen Trainings- und

Ernährungsplan integrieren lassen. Der Muskelaufbau leidet zunehmend unter der ungesunden Ernährung. Aber was tun, wenn man weder Ideen noch Zeit für die Zubereitung gesunder Mahlzeiten hat?

Genau aus diesem Grund wurde dieses Buch veröffentlicht: 222 Express Muskelaufbau Rezepte. Mit diesem Buch verhelfen wir langfristig zu einem gesünderen Lebensstil. Mit einer großen Auswahl an leckeren Rezepten, die sich garantiert auch in deinen Alltag integrieren lassen, ist für jeden Geschmack etwas Leckeres dabei. Und das nicht, wie bei den meisten Kochbüchern so üblich, nur zum Abendessen! Die riesige Auswahl der Rezepte involviert stattdessen den gesamten Tag. Denn mit diesem Kochbuch profitierst du nicht nur von einem gesunden Dinner, schließlich sind die anderen Mahlzeiten ebenso wichtig, um seine Ziele im Muskelaufbau zu verfolgen. Deshalb bietet dieses Buch ebenso leckere und vor allem gesunde Ideen zum Frühstück, Mittagessen und auch Dessert. Spätestens jetzt wird auch den letzten Personen bewusst, dass eine gesunde Ernährung ganz und gar nicht öde und trist sein muss. Ganz im Gegenteil! Mit leckeren und abwechslungsreichen Gerichten für jeden Geschmack sorgen die Rezepte endlich für eine großartige Abwechslung in der Küche. Fernab von strengen Regeln und einem unangenehmen Hungergefühl setzen die Rezepte viel mehr auf eine ausgewogene Ernährung, die auch satt macht. Deine gesunde Ernährung muss also nicht mehr länger aus Reis und Hähnchen bestehen.

Doch die große Auswahl der schmackhaften Gerichte ist noch lange nicht alles. Wir wissen, wie zeitraubend das Kochen sein kann und wie wenig Zeit man dafür im Alltag eigentlich aufbringen kann. Lieferdienste und Schnellrestaurants müssen aber nicht länger deine Lösung oder das Mittel der Wahl sein. Unsere 222 Express Muskelaufbau Gerichte sind im Nu nachgekocht! Die Gerichte sind also nicht nur lecker und gesund, sondern auch innerhalb kürzester Zeit nachgekocht. Somit passen sie perfekt in jeden Alltag.

Eine gesunde Ernährung muss demnach also weder eintönig und langweilig noch zeitraubend und einschränkend sein!

Wie zuvor bereits erwähnt ist die Hälfte der deutschen BürgerInnen übergewichtig. Übergewicht ist jedoch nicht nur ein optischer Faktor, sondern auch einer, welcher zu schwerwiegenden und ernstzunehmenden gesundheitlichen Problemen führen kann. Arterienverkalkungen, Herz-Kreislauf-Erkrankungen (darunter auch Herzinfarkte und Schlaganfälle) sowie Diabetes sind nur wenige der zahlreichen Folgeerkrankungen, die durch ein krankhaftes Übergewicht begünstigt werden. Und auch der Muskelaufbau ist maßgeblich auf die geeignete Ernährung angewiesen. Denn sind die drei Makronährstoffe Kohlenhydrate, Fette und Proteine nicht hinreichend durch die Nahrungsaufnahme gedeckt, kann auch das eigentliche Ziel – der Muskelaufbau – nicht zufriedenstellend erfüllt werden. Der Muskelaufbau stagniert und es werden keine sichtbaren Erfolge wahrgenommen. Das wiederum sorgt für Frustration und lässt die Person schneller aufgeben. Aber es geht auch anders. Du musst nur wissen, wie.

Denn wenn die Ernährung erst einmal optimal auf das eigentliche Ziel abgestimmt ist, werden die Erfolge schnell sichtbar. Experten sprechen dabei von dem sogenannten 30 zu 70 Mantra. Wer also ein Ziel verfolgt, sei es die Abnahme von Körperfett oder der Aufbau der Muskulatur, sollte die 30 zu 70 Formel verfolgen. Diese besagt, dass rund 30% des Erfolgs maßgeblich durch sportliche Aktivitäten und Bewegung beeinflusst werden und 70% des Erfolges einer gesunden und ausgewogenen Ernährung zu Grunde liegen. Somit ist die Ernährung im Kampf um die Kilos oder eben auch die Muskeln mehr als doppelt so wichtig! Übermäßiges Gewichte stemmen und pausenloses Joggen führen dementsprechend nicht zum Ziel, solange die Ernährung nicht stimmt. Es ist also gänzlich egal, ob Fettabbau oder Muskelaufbau – bei beiden Zielen gilt stets: erst die Ernährung, dann der Sport. Wenn dieser Leitfaden verfolgt wird und neben der sportlichen Aktivität für eine ausgewogene Nahrungsaufnahme gesorgt wird, lassen die ersten sichtbaren Erfolge garantiert nicht lange auf sich warten.

Warum sich eine gesunde Ernährung lohnt? Es sollte bereits lohnenswert genug sein, endlich die Muskulatur zu erlangen, auf welche man schon so lange hinarbeitet. Oder die letzten hartnäckigen Pfunde loszuwerden, um endlich glücklich und zufrieden in den Spiegel zu blicken. Auch der Schutz vor risikobehafteten Krankheiten ist ein guter Grund, um fortan auf ungesunde Speisen zu verzichten. Dennoch, es gibt noch weitere gute Gründe für eine ausgewogene Ernährung:

1. Personen, die sich gesund ernähren sind fitter und strotzen regelrecht vor Energie. Ungesunde Speisen belasten den Stoffwechsel und lassen uns schneller ermüden. Gesunde Nahrungsmittel spenden Energie und lassen uns agiler durch den Tag gehen. Somit kann eine gesunde Ernährung zeitgleich auch der Motivationskick zur Sporteinheit sein. Fehlt einem nach einem ungesundem Essen häufig der Antrieb, sich noch zum Sport aufzuraffen, wird genau das bei einer gesunden Ernährung nicht mehr der Fall sein.
2. Der Körper leidet weniger häufig unter Mangelerscheinungen. Denn wer sich gesund ernährt, führt seinem Körper auch ausreichend Vitamine und Mineralstoffe zu. Mangelerscheinungen, die sich in brüchigen Nägeln, dünnem Haar oder Antriebslosigkeit bemerkbar machen, gehören dann endlich der Vergangenheit an.
3. Wer dauerhaft gesund ist, braucht keine Radikaldiäten mehr. Solche Formen der Diäten sorgen für ein Hungergefühl, immense Unzufriedenheit und nicht zuletzt auch einen herben Jojo-Effekt. Der Erfolg ist also, wenn überhaupt, nur von kurzer Dauer. Wer sich jedoch dauerhaft für eine gesunde Ernährung entscheidet, profitiert langfristig von der Abnahme oder dem Muskelaufbau.
4. Man schläft besser und länger. Schlafmediziner empfehlen, nachts nicht weniger als sieben bis acht Stunden zu schlafen. Das allein ist oft zeitlich schon eine Herausforderung. Doch wenn der

Körper auch noch zusätzlich damit beschäftigt ist, die ungesunden Mahlzeiten des Tages in der Nacht zu verdauen, ist der kurze Schlaf wenig erholsam. Man wacht häufiger auf und schläft weniger tief. Ernährt man sich hingegen gesund, findet der Körper nachts zur benötigten Ruhe und wird besser schlafen.

5. Essen ist gesellig. Das ist nichts Neues. Dennoch: wenn man erst einmal das Kochen für sich entdeckt hat, teilt man die Speisen auch gerne mit Freunden oder der Familie. Womöglich begeistern diese sich auch an dem aufgetischten Essen und ziehen sogar mit bei der gesunden Ernährung! Gesellige Kochabende sind somit vorprogrammiert. Und die eigentliche Zubereitung in der heimischen Küche kann ebenso Spaß machen. Denn schon mit wenigen Zutaten kann man leckere Gerichte zaubern, die man dann gerne auch mit den Freunden teilt. Kochen hebt die Ausschüttung verschiedener Glückshormone im Körper sogar nachweislich an und sorgt somit für gute Laune!
6. Und nicht zuletzt: eine gesunde Ernährung macht auch großen Spaß. Sie ist nämlich ganz und gar nicht eintönig. Man wagt sich an unbekannte Lebensmittel, entdeckt neue Geschmäcker und findet mitunter auch neue Lieblingsgerichte – welche man ganz ohne danach aufkommende Reue genießen kann. Die Sinnesorgane werden die unterschiedlichen Lebensmittel bewusster aufnehmen und Gerüche und Geschmäcker der einzelnen Produkte intensiver wahrnehmen können. Ein vollkommen neues Erlebnis für die eigenen Geschmacksnerven und Sinnesorgane.

Die Liste mit Gründen, welche für eine gesunde Ernährung sprechen ist lang. Sie könnte vermutlich noch ewig so weiter geführt werden, aber die offensichtlichen Gründe liegen doch auf der Hand. Wem etwas an seinem Körper liegt, wer endlich die langersehnten Muskeln aufbauen möchte oder überschüssiges Fett loswerden will, der sollte sich unsere 222 Express Muskelaufbau Rezepte genauer ansehen und sie möglichst schnell nachkochen!

„Es gibt nur ein Vergnügen, das größer ist als die Freude, gut zu essen: Das Vergnügen, gut zu kochen.“ – Günter Grass

Inhaltsverzeichnis

Muskelaufbau - das Geheimnis dahinter

„Wer will, findet Wege. Wer nicht will, findet Gründe.“ – Unbekannt

Ein jedes Muskelaufbautraining verfolgt das Ziel, effektiv Muskulatur aufzubauen. Muskelaufbautraining wird in Fachkreisen auch Hypertrophie genannt und definiert das normale Wachstum eines Organs oder eines Gewebes in Folge einer vermehrten Beanspruchung.

Muskelaufbau kann aus verschiedenen Gründen erfolgen. Zum einen spielt hier natürlich die ästhetische Komponente mit ein, denn ein wohlgeformtes Sixpack oder gut definierte Oberarme sind optisch natürlich sehr ansprechend. Aus diesem Grund verfolgen viele Personen bereits ab dem jungen jugendlichen Alter das Ziel, an Muskulatur dazu zu gewinnen. Andererseits bringt ein Aufbau an Muskulatur auch therapeutische und medizinische Vorteile mit sich, die dann zumeist im voranschreitenden Alter in den Vordergrund geraten. So kann ein gut bemuskelter Rücken beispielsweise die Symptome chronischer Rückenleiden lindern und den Rumpf nachhaltig stärken.

Fitness und Muskelaufbau ist übrigens sowohl bei Männern als auch bei Frauen gleichermaßen beliebt. Beide Geschlechter setzen auf eine optisch ansprechende Figur und begeistern sich daher zunehmend für ein entsprechendes Training und die dazugehörige Ernährung.

Wer aber Muskeln nachhaltig und erfolgreich aufbauen möchte, der sollte zunächst überhaupt erst einmal wissen, was genau da eigentlich hinter steckt. Denn auch wenn immer noch einige Jugendliche und Heranwachsende genau dies denken und davon ausgehen, Muskelaufbau besteht eben nicht nur aus plumpem Gewichtestemmen und schwerem Kreuzheben. Dahinter steckt aus biologischer und physikalischer Sicht noch so viel mehr. Tatsächlich geschehen nämlich beim Ziel des Muskelaufbaus zahlreiche wichtige Prozesse im menschlichen Körper, die man verstehen sollte, um auch wirklich zum gewünschten Erfolg zu gelangen.

Der menschliche Körper besitzt insgesamt 656 Muskeln. Eine beeindruckende Anzahl. In ihrer Gesamtsumme machen diese 656 Muskeln bei einem durchschnittlichen Mann rund 40% der gesamten Körpermasse aus, bei einer Frau sind es rund 32%. Natürlich hängt dies vom individuellen Lebensstil und der körpereigenen Bemuskelung ab. All diese Muskeln sind in ihrem Volumen und der Fläche unterschiedlich groß.

Wusstest du übrigens, welcher Muskel der größte, kleinste oder gar aktivste Muskel ist? Nein? Dann pass gut auf!

- Der flächenmäßig größte Muskel des Menschen ist der Große Rückenmuskel (Musculus Latissimus Dorsi).
- Das größte Volumen nimmt hingegen der Große Gesäßmuskel (Musculus Gluteus Maximus) ein.
- Der längste aller Muskeln ist flächenmäßig der vordere Oberschenkelmuskel, auch genannt Schneidermuskel (Musculus Sartorius).
- Der kleinste aller Muskeln befindet sich tatsächlich mitten in einem unserer Sinnesorgane - nämlich mitten im Ohr. Es handelt sich dabei um den sogenannten Steigbügelmuskel, den Musculus Stapedius, welcher im Mittelohr angesiedelt ist.
- Der stärkste aller Muskeln ist jedoch nicht etwa auch einer der größten, ganz im Gegenteil. Der stärkste Muskel des menschlichen Körpers ist der Kaumuskel. Sein lateinischer Fachbegriff lautet Musculus Masseter.
- Und der aktivste aller Muskeln ist ebenfalls einem Sinnesorgan zugehörig. Es handelt sich dabei sogar um eine ganze Muskelgruppe. Es sind nämlich die Augenmuskeln, welche unter anderem auch für das Schließen und Öffnen des Augenlids zuständig sind.

Die Anzahl der Muskeln wird durch gezieltes Training natürlich trotzdem nicht verändert. Schließlich kann auch das beste Training und die gesündeste Ernährung keine neuartigen Muskeln hinzu zaubern. Aber, und das ist an dieser Stelle besonders wichtig, gezieltes Training und die dazu passende Ernährung können die Dicke der Muskeln, also die Gesamtmasse eines jeden Muskels, durchaus beeinflussen und somit auch verändern. Dazu müssen den entsprechenden Muskeln jedoch auch die richtigen Reize gesetzt werden. Das wiederum geschieht durch gezieltes Training.

Der Aufbau eines Muskels

Die Widerstände, die Du beim Krafttraining bewältigst und die Widerstände, die Du im Leben überwindest können nur einen starken Charakter hervorbringen. – Arnold Schwarzenegger

Grundsätzlich ist die menschliche Muskulatur in drei unterschiedliche Kategorien beziehungsweise Gruppierungen zu unterscheiden. Dazu gehören nämlich die Organmuskulatur, die Herzmuskulatur und die Skelettmuskulatur.

Bei der Herzmuskulatur handelt es sich tatsächlich um das Herz eines jeden Lebewesens, denn dieses ist ebenfalls ein Muskel. Untersucht man das Herz lichtmikroskopisch, so erscheint es optisch als quergestreift. Die Herzmuskulatur leistet einen großartigen Job – sie arbeitet ständig, kann nicht krampfen und hat darüber hinaus sogar ein eigenes Nervensystem, das sogenannte Reizleitungssystem.

Zur quergestreiften Muskulatur gehört außerdem noch die Skelettmuskulatur. Sie ist für die Motorik des Körpers verantwortlich und wird aus diesem Grund auch Bewegungsmuskulatur genannt. Mit insgesamt über 600 Skelettmuskeln im menschlichen Körper macht diese Muskelgruppe den mit Abstand größten Teil aus. Die Skelettmuskulatur unterscheidet sich von der Herz- und Organmuskulatur maßgeblich dadurch, dass die Skelettmuskulatur willkürlich gesteuert werden kann, also durch bewusste Handlungen aktiv betätigt werden kann. Da die meisten dieser Muskeln zugleich mit Sehnen am Skelett befestigt sind, wurden sie Skelettmuskulatur genannt.

Zuletzt gibt es noch die Organmuskulatur. Wie der Name hier schon besagt, findet man diese Muskeln in diversen Organsystemen, wie zum Beispiel dem Magen Darm Trakt, der Blase und so weiter. Ihre Steuerung erfolgt komplett unwillkürlich über das Nervensystem und kann nicht durch bewusste Handlungen gesteuert oder gar verändert werden. In einer lichtmikroskopischen Untersuchung kann man darüber hinaus feststellen, dass ihr oberflächliches Erscheinungsbild, im Gegensatz zu den anderen zwei Muskelgruppen, nicht als quergestreift, sondern ebenmäßig glatt erscheint. Daher wird sie auch „glatte Muskulatur“ genannt.

Wenn wir hier vom Muskelaufbau sprechen, reden wir selbstverständlich vom Aufbau beziehungsweise der Zunahme der Skelettmuskulatur. Zum einen, da dies die einzige Muskelgruppe ist, welche wir überhaupt aktiv steuern können und zum anderen, da diese Muskelgruppe auch die ausschlaggebende für ein optisch frisches Erscheinungsbild darstellt. Die quergestreifte Muskulatur des Bewegungsapparates verfügt über einen bemerkenswerten Aufbau, da sie in direkter Verbindung mit dem Gehirn steht. Einer jeden Bewegung geht nämlich der Nervenreiz voran, der dann vom Gehirn über das Rückenmark bis an die entsprechende Muskulatur weitergeleitet wird. Was dann folgt ist die Verkettung von Reaktionen innerhalb dieser Muskulatur, welche letztlich zur Anspannung des Muskels (auch genannt Muskelkontraktion) und damit zur Durchführung der eigentlichen Bewegung führt.

Ein Muskel besteht aus einzelnen, hierarchisch angeordneten Strukturelementen. Die kleinste dazugehörige Einheit nennt sich Myofibrille. Eine Vielzahl an Myofibrillen bildet gemeinsam eine Muskelfaser, welche wiederum bis zu 15 cm lang sein kann. Grundsätzlich werden die Muskelfasern aber auch noch einmal in zwei andere, verschiedene Arten unterschieden. Da gibt es nämlich einmal die weißen und die roten Muskelfasern. Weiße Muskelfasern ziehen sich schnell zusammen, erzeugen enorm viel Kraft aber ermüden aus diesem Grund auch schneller. Für den eigentlichen Muskelaufbau sind die weißen Muskelfasern empfänglicher. Man findet sie vor allem in den Beinen, in der Brust und im Trizeps. Die roten Muskelfasern hingegen stellen das Gegenteil dar, sie erzeugen zwar weniger Kraft, sind dafür aber ausdauernder und ermüden weniger schnell. Rote Muskelfasern finden sich vor allem in der Bauch- und Nackenmuskulatur wieder. Wichtig zu erwähnen ist hier, dass das jeweilige individuelle Verhältnis zwischen roten und weißen Muskelfasern in einem menschlichen Muskel genetisch vorbestimmt ist. Durch ein gezieltes Ausdauertraining ist es zwar möglich, die starken weißen Muskelfasern in ausdauernde rote Muskelfasern zu wandeln, andersherum ist das jedoch nicht möglich.

Muskelfasern bilden in einer Vielzahl ihrer Art wiederum Muskelfaserbündel und der Zusammenschluss dieser Muskelfaserbündel ist dann der eigentliche Muskel. Eingebettet ist der Muskel in einem Bindegewebssack, den sogenannten Faszien. Diese Faszien gehen in die Sehnen über und diese sind letztlich am Knochen des Skeletts befestigt.

Die ursprünglich vom Hirn freigesetzten Nervenreize müssen durch den betroffenen Muskel ja auch irgendwie empfangen werden. Der Empfänger dieser Nervenreize am Muskel wird motorische Endplatte genannt und erhält den eingehenden Nervenreiz über den Muskelnerv (auch genannt Motoneuron). Dieser Muskelnerv sorgt für den ausschlaggebenden elektrischen Impuls und initiiert die Zündung zur aktiven Arbeit des Muskels. Das bedeutet im Umkehrschluss auch, dass je mehr motorische Einheiten ein einzelner Muskel besitzt, desto feiner kann dessen

Bewegung abgestimmt und verrichtet werden. Ein einzelner Muskelnerv allein kann bis zu 1000 Muskelfasern gleichzeitig versorgen.

Hypertrophie – der eigentliche Muskelaufbau

"Zuerst ignorieren sie dich, dann lachen sie über dich, dann bekämpfen sie dich und dann gewinnst du." – Mahatma Gandhi

Kommen wir nun zum spannenderen Teil, dem eigentlichen Muskelaufbau. Regelmäßiges Krafttraining und Fitnessübungen können eine Vergrößerung der Muskelfasern begünstigen, wodurch wiederum eine Ausdehnung dieser Muskeln erzielt wird. Diese Ausdehnung spiegelt sich letztlich auch optisch im Erscheinungsbild der Person wider, denn sie wirkt sportlicher, muskulöser und durchtrainierter. Ein Erscheinungsbild, nach welchem sich so gut wie jede Person sehnt.

Der Muskelaufbau beginnt immer dann, wenn die Belastung der Muskelgruppen über die gewohnte Belastung hinaus steigt. Man könnte sagen, Muskelaufbau ist eine Anpassung des Körpers an die gegebenen Umstände. Um den Muskel wachsen zu lassen, muss der Reiz auf den betroffenen Muskel also größer sein als das, was er für gewöhnlich bislang jeden Tag erfährt. Und das geschieht natürlich vor allem unter sportlicher Belastung, zum Beispiel im Krafttraining. Dem Muskel werden dort neue Reize gesetzt, welche ihn zur Ausdehnung, beziehungsweise zum Wachstum anregen. Der bis dahin unzureichend ausgebildete Muskel muss sich den neuen Gegebenheiten, also einem intensiveren Training und damit einhergehend einer intensiveren Beanspruchung also anpassen, dieses Defizit ausgleichen und den Muskel somit größer und auch stärker werden lassen.

Wichtig dazu ist natürlich der richtige Trainingsplan. Wenn es dir um einen möglichst effektiven Muskelaufbau geht, also du deine vorhandenen Muskeln stärken möchtest und dadurch wachsen lassen willst, dann lege den Fokus darauf, dass die Trainingssätze aufeinander aufbauen. Fitnesstrainer empfehlen hier lediglich acht bis zwölf Wiederholungen pro Satz und drei Sätze je Trainingseinheit. Zwischen den Sätzen solltest du keine langen Pausen machen, denn das Ziel des Muskelaufbaus besteht darin, die Muskeln zu ermüden. Erst mit der Ermüdung tritt auch ein Wachstum ein, denn so werden dem Muskel die entsprechenden Reize dazu gesetzt. Sind deine

Pausen zwischen den Sätzen jedoch zu lang, hat der Muskel bereits die Chance, sich zu erholen und neue Kraft zu tanken. Und genau das wollen wir vermeiden, er soll stattdessen ermüden und das wachsen beginnen. Aus diesem Grund sollten die Pausen zwischen den einzelnen Sätzen auf 40 bis höchstens 60 Sekunden reduziert werden. Während des einzelnen Satzes, also während deiner acht bis zwölf Wiederholungen, sollte keine Pause stattfinden. Zieh einen Satz kontinuierlich und rhythmisch durch und erhole dich in der kurzen, darauffolgenden Pause. Zusammenfassend lässt sich hierzu also sagen, dass die Geschwindigkeit ebenfalls ein ausschlaggebendes Kriterium in Sachen Muskelaufbau darstellt. Die Pausen zwischen den Sätzen sollten kurz sein, die einzelnen Wiederholungen hingegen zügig aber korrekt und rhythmisch.

Möchtest du deine Muskeln mittels Krafttraining im Fitnessstudio oder daheim aufbauen, so achte stets darauf, dass du das für dich richtige Gewicht wählst. Aus Erfahrung kann man sagen, dass viele das für sie richtige Trainingsgewicht falsch einschätzen. So wählen die Herren häufig zu viel Gewicht, Frauen hingegen eher zu leichte Gewichte. Beides ist kontraproduktiv, wenn man das Ziel verfolgt, an gesunder Muskulatur zuzunehmen. Nimmt man nämlich ein zu hohes Gewicht, ermüdet man selbst und damit auch die Muskeln zu schnell. So legt man automatisch schon während eines Satzes Pausen ein, die zum Aufbau kontraindiziert sind. Bei zu niedrigen Gewichten wird dem Muskel kein Reiz gesetzt, welcher ihn zum Aufbau animieren könnte. Du musst hier also genau das Gewicht finden, welches dich ordentlich fordert, dir Kraft abverlangt und deinem Muskel neue Reize setzt, ohne dass du während eines Satzes abbrechen und pausieren musst. Die acht bis zwölf Wiederholungen eines Satzes solltest du dementsprechend korrekt und rhythmisch ausführen können.

Hardgainer, Softgainer oder Normalgainer?

Viele Personen verlieren ihren Willen zum Muskelaufbau und das dazu benötigte Durchhaltevermögen leider recht schnell wieder. Das liegt meist daran, dass sie nicht innerhalb kürzester Zeit Unmengen an Muskulatur aufbauen und der optische Erfolgsfaktor zunächst noch auf sich warten lässt. Sei dir jedoch bewusst, dass das vollkommen normal und auch in Ordnung ist. Um deinen Körper aber erfolgreich zu trainieren und deine Ziele nachhaltig zu erreichen – sei es der Muskelaufbau oder auch der Abbau von unnötigen Fettpolstern – ist es hilfreich, den eigenen Körper ausreichend gut zu kennen. Hierbei sprechen wir nicht von deiner Körpergröße und dem Gewicht, welches du regelmäßig trackst, sondern über deinen individuellen Stoffwechsel. Sagen dir die Begriffe Hardgainer, Softgainer oder Normalgainern bereits etwas? Weißt du, welcher Kategorie dein Körper zugehörig ist? Sobald du weißt, welchem Typ du zugehörig bist, erfährst du, wie du effektiver trainierst und welche Ernährung für deinen Körpertyp die richtige ist. Grundsätzlich wird in drei Typen unterschieden. Wir sprechen hierbei von den sogenannten Hard-, Soft- und Normalgainern.

Hardgainer

Jeder hat diese Freunde oder Bekannten in seinem Umfeld, die schier endlose Mengen essen und einfach nicht zunehmen. Vielleicht bist es ja auch du selbst, dem genau das bekannt vorkommt. Jede Menge Kalorien, Fette und Kohlenhydrate, die du jeden Tag zu dir nimmst und doch verändert sich an deinem optischen Erscheinungsbild irgendwie kaum etwas? Du kannst essen, wonach dir ist, worauf du gerade Lust hast, und nimmst dennoch nicht zu? Was für andere beneidenswert ist und wonach sich viele andere Personen ganz sicher sehnen, ist für den Hardgainer Realität, und zwar nicht immer nur eine schöne Realität.

Der Stoffwechsel des Hardgainers arbeitet permanent auf Hochtouren und verbrennt alle zugeführten Kalorien im Nu. In vielen Fällen greift der Körper der Hardgainer sogar auf die Reserven zurück, welche bei ihm die Muskeln sind, da kaum bis keinerlei Fett vorhanden ist. Das Problem des Hardgainers ist also offensichtlich: er nimmt einfach nicht zu und tut sich dementsprechend auch schwer darin, an Muskulatur aufzubauen.

Ein Hardgainer, ist relativ leicht zu erkennen, da er über einen äußerst schnellen Stoffwechsel verfügt, wenig bis keine Fettreserven aufweist, sich mit dem Muskelaufbau entsprechend schwer tut und demnach optisch sehr schlank ist, ohne Kurven oder definierte Muskeln. In Fachterminologie nennt man einen Hardgainer auch Ektomorph. Neben dem schlanken Erscheinungsbild ist ein Ektomorph auch häufig geplagt von dünnem Haar fahlem Teint. Im Verhältnis zu seinen eher langen Beinen, verfügt der Ektomorph über einen kurzen Oberkörper.

Der Begriff Hardgainer rührt selbstredend daher, dass es diesem Personenkreis besonders schwer (englisch: *hard*) fällt, Fett zu speichern und Muskulatur zuzulegen. Hardgainer müssen also auf Grund ihres immensen Kalorienverbrauchs auch vermehrt Acht darauf geben, genügend Nahrung zu sich zu nehmen. Spätestens alle drei Stunden, besser noch häufiger, sollten Hardgainer tagsüber essen. Nur so lässt sich vermeiden, dass der Körper nicht hungern und somit an die ohnehin schon sehr spärlichen Reserven gehen muss. Die Nahrung des Hardgainers darf und soll durchaus energie- und kohlenhydratlastig sein. Ergänzend können gesunde Fette, Obst und Gemüse auf dem Ernährungsplan stehen.

Im Training sollte ein Hardgainer darauf achten, eher weniger Ausdauersportarten auszuüben. Darunter fallen Joggen, Schwimmen, Radfahren und andere Cardio Aktivitäten, wie etwa der Stepper. So würden nämlich noch weitere Kalorien verbrannt, was mit einem weiteren Fettabbau einherginge – für einen Hardgainer höchst kontraproduktiv. Ohnehin hat der Hardgainer eine sehr definierte Körperform, welche durch Masse ergänzt werden sollte. Statt also Ausdauertraining auszuüben, sollte sich ein Hardgainer auf den Muskelaufbau fokussieren und Krafttraining mit oder ohne Gewichten durchführen.

Unter keinen Umständen sollte das Training jedoch auf nüchternem Magen erfolgen. Wenn du zur Kategorie Hardgainer gehörst, dann nimm vor dem Sport zumindest eine leichte Mahlzeit zu dir, um den Kreislauf auch unter der sportlichen Belastung in Schwung zu halten. Gleich nach dem Training solltest du den Speicher dann aber auch gleich wieder auffüllen, dazu eignen sich zum Beispiel nahrhafte Proteinshakes.

„Ich sage Dir nicht, dass es leicht wird. Ich sage Dir, dass es sich lohnen wird." – Art Williams

Softgainer

Er ist das Gegenteil des Hardgainers – der Softgainer. Auch genannt Endomorph, baut der Softgainer in einer rasanten Geschwindigkeit sowohl Muskulatur als auch Körperfett auf. Ein klassischer Satz des Softgainers könnte lauten „ich bin muskulös, man sieht es nur nicht…" – was zunächst klingt wie eine kleine beschwichtigende Notlüge, ist beim Endomorph aber Realität.

Ein Softgainer ist geplagt von einem eher langsamen Stoffwechsel, neigt zu schneller Fettspeicherung, einem gedrungenen Erscheinungsbild und wirkt durch seine Fettreserven eher undefiniert, obwohl er eigentlich eine beachtliche Muskelmasse aufweisen könnte.

Einem Softgainer fällt es leicht, große Massen an Muskulatur aufzubauen. Dabei wird er jedoch zumeist auch durch eine Zunahme von Körperfett begleitet, welches sich schnell als Fettpölsterchen bemerkbar macht. Somit sind die eigentlich so schön ausgeprägten Muskeln häufig tatsächlich nicht zu sehen und von den Fettreserven übermantelt. Aus diesem Grund sollte der Softgainer seinen Trainingsfokus auf die Körperdefinition, also den Fettabbau legen. Es empfiehlt sich daher eine Mischversion zwischen Kraft- und Ausdauertraining, wobei der große Fokus stets auf die Ausdauer fallen sollte. Beim Krafttraining baut der Endomorph zwar schnell die erwünschte Muskulatur auf, doch ohne weitere Maßnahmen bleibt diese unsichtbar. Nun muss er diese also noch sichtbar machen – und das funktioniert nur, indem er die unerwünschten Fettpolster los wird. Ausdauersportarten wie Radfahren, Joggen oder Schwimmen verbrennen innerhalb kurzer Zeit viele Kalorien und lassen durch ein entstehendes Kaloriendefizit auch unerwünschte Fettpolster verschwinden. Softgainer tun sich häufig, gerade zu Aufnahmebeginn des Trainings, schwer damit, die Belastung über einen längeren Zeitraum zu halten. Im Gegensatz zu den Hardgainern haben sie nämlich eher die Kraft für kurze, intensive Einheiten als dass sie über eine hinreichende Ausdauer verfügen würden. Diese ist für den notwendigen Fettabbau aber essenziell. Wenn du also Körperfett verlieren möchtest, reduziere lieber die Intensität deines Trainings und fokussiere dich stattdessen eher darauf, die Belastung über einen möglichst langen Zeitraum aufrecht zu erhalten.

Natürlich braucht der Softgainer auf Grund seines verlangsamten Stoffwechsels nicht die gleiche Menge an Nahrung, wie es beim Hardgainer der Fall ist. Ernähre dich frisch und ausgewogen, vermeide fettiges Essen, Fertigprodukte und den Lieferservice. Stattdessen sollte deine Wahl auf Proteine und ballaststoffreiche Kohlenhydrate, wie sie etwa in Hülsenfrüchten oder Vollkornprodukten enthalten sind, fallen. Als Snacks eignen sich gesunde Nüsse oder leckere Ideen aus unserem Kochbuch.

Normalgainer

Während Soft- und Hardgainer beides eher Extrema sind, die jedoch nicht unbedingt selten auftreten, ist der Normalgainer ein angenehmes Mittelmaß. Für Zugehörige der Gruppierungen Soft- oder Hardgainer ist es sicherlich ein Wunschgedanke, stattdessen ein Normalgainer zu sein, da dieser als mesomorpher Fitnesstyp die Vorteile beider Extrema miteinander vereint.

Ein Mesomorph, also der Normalgainer, baut schnell und einfach erwünschte Muskulatur auf. Dank seines aktiven Stoffwechsels nimmt er jedoch nicht zugleich auch schnell unerwünschte Fettpölsterchen zu. Von allen drei Fitnesstypen fällt es dem Mesomorph daher wohl am leichtesten, zum erwünschten Erscheinungsbild zu gelangen und gut aussehende Muskulatur aufzubauen.

Er verfügt über einen normalen bis aktiven Stoffwechsel, eine normale Fettspeicherung und damit einem Körperfettgehalt im normalen, mittleren Bereich, ein sportliches Erscheinungsbild und eine gut entwickelte Muskulatur gepaart mit einem starken Knochenbau. Häufig wirken mesomorphe Typen auf den ersten Blick gleich stark. Sie haben nicht selten auch sehr breite Schultern, große Hände und Füße sowie ein äußerst markantes Gesicht.

Da es dem Mesomorph so leicht fällt, eine optisch ansprechende Muskulatur zu erarbeiten, sollte sein Fokus im Fitnesstraining auf den Ausgleich von unschöneren Proportionen fallen. Unter Umständen kann es nämlich sein, dass das Verhältnis der vorhandenen Muskulatur zwischen Armen und Beinen variiert und ungleichmäßig ist. Auch abwechslungsreiches Training mit Bestandteilen aus sowohl Ausdauer-, als auch Krafttraining stellt eine ideale Einheit für den Mesomorph dar.

Dadurch, dass der Mesomorph schon ideale Grundvoraussetzungen aufweist, fällt es ihm erfahrungsgemäß auch am leichten, seine Ernährung passend zum Fitnesstyp auszulegen. Eine normale, reichhaltige und ausgewogene Ernährung ist hier ausreichend. Frische Lebensmittel, Obst und Gemüse, Fisch, gesunde Öle und Nüsse liefern jede Menge Vitamine und Mineralien, welche der Körper zum optimalen Muskelaufbau bestmöglich verwerten kann.

Welchem der drei Typen du zugehörig bist, ist bereits erblich bedingt. Auch wenn du noch so viel trainierst oder jede Menge Kohlenhydrate zu dir nimmst, bist du erblich bedingt schlichtweg ein Hardgainer, so wirst du wohl zu keinem Softgainer mehr, dem das Zunehmen leicht fiele. Dennoch, egal welcher Gruppe du zugehörig bist, mit dem richtigen Training und der dazu passenden Ernährung, funktioniert der Muskelaufbau auch bei einem Hardgainer gut. Experten und Wissenschaftler berichten, dass wenn die Grundgegebenheiten (also Trainingsplan und Ernährung inklusive Kalorienüberschuss) erst einmal aufeinander abgestimmt sind und miteinander funktionieren, die Zunahme von rund einem Kilogramm reiner Muskelmasse pro Monat durchaus realistisch ist. Im ersten Trainingsjahr ist eine Zunahme von rund zwölf Kilogramm reiner Muskelmasse also durchaus möglich. Je fortgeschrittener der Trainingszustand einer Person jedoch ist, desto langsamer geht letztlich der Muskelaufbau voran. Aus diesem Grund wirst du trotz gleichem intensiven Training und ebenso guter Ernährung im zweiten Trainingsjahr nicht die gleiche Menge an Muskulatur aufbauen werden, sondern eher die Hälfte dessen, also rund 500 Gramm Muskulatur pro Monat.

„Wenn ein Mensch einmal trainiert, passiert nichts. Aber wenn dieser Mensch sich überwindet, ein und dieselbe Sache hundert- oder tausendmal zu machen, wird er sich nicht nur körperlich weiterentwickeln.“ – Emil Zatopek

Pausen und Ruhephasen

Die Kunst des Ausruhens ist ein Teil der Kunst des Arbeitens. – John Steinbeck

Doch Training und die dazu passende Ernährung sind noch nicht alles, was für den Muskelaufbau essenziell ist. Pausen sind mindestens genauso wichtig. Aber wie soll man durch das Nichtstun Muskeln aufbauen, das geht doch gar nicht? Fitness beinhaltet doch jeden Tag ein straffes Programm – oder etwa nicht? Was auf den ersten Blick vielleicht zunächst paradox oder kontrovers klingt, ist eigentlich ganz logisch. Die zuvor belasteten Muskeln benötigen eine gewisse Regenerationszeit, um sich der ausgesetzten sportlichen Belastung anzupassen. Denn der eigentliche Muskelaufbau, also das, worauf wir abzielen, erfolgt in der Phase nach dem Training und nicht währenddessen. Viele Sportler denken, dass ein ausgiebiges Dehnen nach dem Training Regeneration genug sei. Dem ist jedoch definitiv nicht der Fall! Dehnen ist zwar effektiv und sinnvoll, um Muskelverkürzungen vorzubeugen und die Flexibilität eines Muskels zu erhalten, doch die im Training entstandene Muskelspannung wird auch durch das beste Stretching nicht reduziert. Die Leistungsfähigkeit deiner Muskeln wird also durch ein Dehnprogramm nicht schneller wiederhergestellt und es ersetzt infolgedessen nicht die dringend notwendige Ruhepause. Dehnen ist dennoch nicht falsch. Wie eben angerissen, trägt es dazu bei, etwaige Muskelverkürzungen zu vermeiden. Es löst die verklebten Faszien und sorgt somit für ein besseres Wohlbefinden. Übertreiben solltest du es beim Dehnen dennoch nicht, denn zu schnelles oder zu intensives Dehnen könnte genau das Gegenteil des eigentlich erwünschten Effektes hervorrufen und die benötigte Regenerationszeit der Muskulatur damit erheblich verlängern. Integriere stattdessen lieber einen Tag in deinen Trainingsplan, an welchem du dich auf gesunderhaltendes Stretching fokussierst, zum Beispiel in einem Yoga oder Pilates Kurs. Alternativ könntest du das Stretching auch an das Ende einer jeden Trainingseinheit setzen und dem Dehnen einige Minuten deiner Zeit schenken. Deine Faszien werden es dir nachhaltig danken!

Trainingspausen werfen dich in deiner sportlichen Karriere übrigens keineswegs zurück. Ganz im Gegenteil, schließlich findet erst hier der eigentliche Muskelaufbau statt. Viele sportlich aktive Personen fürchten trotzdem, dass sie nach wenigen Tagen Pause quasi direkt wieder von Null anfangen müssen und in ihrem Trainingsfortschritt immens zurückgeworfen werfen. Wir können dich an dieser Stelle beruhigen – das ist nämlich gewiss nicht der Fall. Das bedeutet jedoch auch nicht, dass du dich nun beruhigt wochenlang zurücklehnen kannst. Eine gewisse Kontinuität und Regelmäßigkeit sollte in deinem Trainingsplan schon vorhanden sein. Das maximale Zeitfenster zwischen zwei Trainingseinheiten sollte bei zwei bis drei Tagen Pause liegen, diese Pause darfst du dir aber durchaus gönnen. Liegt dein letztes intensives Training aber bereits um Wochen oder gar Monate zurück, bildet sich auch die lokale Muskulatur zurück. Unter keinen Umständen darfst du nach einer so langen Pause mit dem gleichen Intensitätsgrad wieder einsteigen, mit welchem du dein Training zuvor auch beendet hast. Denn die unweigerliche Folge dessen wäre ein äußerst schmerzhafter Muskelkater, welcher zudem auch noch ernstzunehmende gesundheitliche Beschwerden mit sich bringen könnte.

„Strebe nach Ruhe, aber durch das Gleichgewicht, nicht durch den Stillstand deiner Tätigkeit.“ – Friedrich von Schiller

Muskelkater – wenn die Muskulatur schmerzt

„Schmerz ist Schwäche, die den Körper verlässt.“ – Tera Lynn Childs

Nach wie vor verfolgen einige Sportbegeisterte den Gedanken, dass Muskelkater mit weiteren Trainingseinheiten bekämpft werden könne oder sogar solle. Ganz nach dem Leitgedanken „je intensiver der Schmerz danach, desto effektiver muss das Training gewesen sein“. Das ist jedoch definitiv nicht der Fall und unter keinen Umständen solltest du nach diesem Leitfaden trainieren. Der sogenannte Muskelkater ist nämlich ein glasklares Zeichen deines Körpers, dass er eine Pause benötigt, um sich zu regenerieren. Aber was genau ist denn eigentlich Muskelkater?

Muskelkater entsteht durch kleine Risse in den einzelnen Muskelfasern. Es handelt sich dabei also um viele kleine Muskelfaserrisse, aus medizinischer Sicht sind es also kleine Gewebsverletzungen. Diese verursachen fiese Muskelschmerzen, welche sich über einige Tage hinweg fortziehen können. Verursacht werden diese Gewebsverletzungen durch ein zu intensives Training oder ungewohnte Bewegungsabläufe, etwa wenn man eine neue Sportart ausprobiert oder im Garten lange in ungewohnter Positur arbeitet. Dabei gilt übrigens nicht etwa der direkte Folgetag nach dieser Belastung als schmerzhaft, sondern vor allem der zweite Tag ist es, der einer Person dann Schmerzen bereitet. Denn während der direkte Folgetag häufig nur ein leichtes Ziehen und Spannungsgefühl mit sich bringt, leidet man am zweiten Tag doch starke Muskelschmerzen. Einige Athleten berichten sogar, dass es bei ihnen so schlimm sein kann, dass selbst das Aufstehen oder Hinsetzen enorme Schmerzen bereitet.

Muskelkater ist also nicht das Zeugnis für gutes oder effektives Training, eher das Gegenteil ist der Fall. Schmerzen sind die Quittung für ein zu intensives Training, dessen Pensum man schlichtweg (noch) nicht gewachsen ist. Muskelkater kann darüber hinaus auch nachhaltigen Schaden verursachen, da er die Funktion des Muskels unter Umständen beeinträchtigt. Ein Zusammenziehen des Muskels wird nämlich durch die Gewebsverletzungen verhindert. Dementsprechend sollte das Trainingspensum beziehungsweise dessen Intensität immer so gewählt werden, dass sich der Sportler an der Belastungsschwelle befindet, sodass danach möglichst überhaupt keine und wenn dann nur minimale Schmerzen auftreten. Minimale Schmerzen, die direkt nach der Trainingseinheit auftreten, verschwinden in der Regel innerhalb kürzester Zeit auch wieder und sind zumeist eher in Indiz für einen erschöpften Muskel, welcher sich nun in die Ruhephase begibt, um sich auszudehnen – ergo: so findet ein Muskelaufbau statt.

Nun passiert es dennoch immer mal wieder, dass eine Trainingseinheit zu intensiv endet oder man aufgrund anderer, schlichtweg ungewohnter Bewegungsabläufe unter einem schmerzhaften Muskelkater leidet. Das Ziel ist nun natürlich, diese Schmerzen so schnell wie möglich loszuwerden und alsbald wieder ins Training zu starten. Mit den nachfolgenden Tipps machen wir dir deinen schmerzhaften Muskelkater endlich erträglicher!

- Gönne dir eine Trainingspause. Auch wenn es dir schwer fällt und du gerade so gut dabei bist, ein weiteres Training kann während des Muskelkaters zu fatalen Folgen führen. Sind die geschädigten Gewebsstrukturen vor dem nächsten Training nämlich nicht hinreichend verheilt, begünstigt man schwerwiegende Verletzung wie große Muskelfaserrisse, die den Sportler am Ende nur noch viel länger zur Trainingspause zwingen.
- Wenn du nach einer intensiven Einheit des Krafttrainings schmerzhaften Muskelkater erfährst, dann ist dies ein klares Indiz, dass das gewählte Gewicht vielleicht noch zu hoch für deinen aktuellen Trainingsstand ist. Wähle bei der nächsten Einheit also höchstens das gleiche, lieber aber weniger Gewicht, um weitere Muskelschädigungen zu vermeiden.
- Rege die Regeneration der Faszien zusätzlich aktiv an. Das funktioniert bestens mittels sogenannter Faszienrollen, welche du in sämtlichen Online Shops oder Sportfachgeschäften erhältst. Ein bekannter Vertreter dieser Rollen ist die Blackroll. Lokale Muskelentzündungen können damit punktgenau behandelt und Beschwerden somit minimiert werden.
- Ein durchdachtes Cool Down am Ende einer jeden Trainingseinheit verhilft dir, den Heilungsprozess der im Training geschädigten Muskelfasern zu beschleunigen. Wenn du also etwa 30 Minuten joggen warst, jogge nicht gleich bis in die Dusche, sondern gehe lieber noch fünf bis zehn Minuten in gemäßigtem Tempo um den Block. So regst du die Durchblutung an, welche Entzündungsstoffe abtransportiert und neue, gesunde Bestandteile zum verletzten Muskel transportiert.
- Lebensmittel als Akuthilfe im Kampf gegen den Muskelkater? Auch das soll funktionieren. Studien zufolge stärkt Ingwer nämlich nicht nur das körpereigene Immunsystem, sondern regt auch die Durchblutung an. Damit ist die Wirkung eine ähnliche, wie es beim eben erwähnten Cool Down der Fall ist: Entzündungsstoffe werden abtransportiert und die Zellregeneration wird dadurch angeregt. Auch der Verzehr von Sauerkirschen oder dem daraus gewonnenen Sauerkirschsaft gilt als effektive Soforthilfe zur Muskelregeneration. Denn die enthaltenen Antioxidantien können Schmerzen lindern und die Zellen zur Regeneration aktivieren.

- Kaltes Wasser als Akuthilfe. In den nordischen Ländern ist dies nicht nur beim Saunieren gang und gäbe, auch nach einer intensiven Sporteinheit genießen die Athleten ein Bad oder eine Dusche mit Wasser, welches höchstens eine Temperatur von 15 Grad Celsius, besser sogar weniger, aufweist. Kälte hemmt Entzündungen und lindert Schwellungen, sowie Schmerzen. Aus diesem Grund kann ein kaltes Bad auch der Entstehung von Muskelkater vorbeugen beziehungsweise im tatsächlichen Akutfall eine Soforthilfe verschaffen.

Übrigens: ein Proteinshake ersetzt keine Ruhephasen! Was für einige jetzt sicherlich wie ein schlechter Witz klingt, ist für andere Sportler tatsächlicher Gedanke. Sie nehmen nach einer anstrengenden Trainingseinheit lediglich einen Proteinshake zu sich und bezeichnen dies als ausreichende Regeneration der beanspruchten Muskulatur. Dass dies nicht der Fall ist, sollte offensichtlich sein. Denn auch der beste Eiweißshake kann verletzte Muskeln nicht in Rekordgeschwindigkeit heilen. Aber dennoch, Proteine beziehungsweise Eiweiße sind essenziell. Die Ernährung macht schließlich 70 Prozent des Trainingsfortschrittes aus. Ein guter Snack oder Shake nach dem Training ist dementsprechend absolut nicht verkehrt, nur ersetzt er eben die notwendige Ruhezeit des Muskels nicht. Bestenfalls setzt sich ein solcher Post Workout Snack aus rund 30 Prozent Eiweiß, 40 Prozent Kohlenhydraten und 30 Prozent Fett zusammen.

Der Schlaf – ein massiv unterschätzter Faktor im Muskelaufbau

„Was ohne Ruhepausen geschieht, ist nicht von Dauer.“ – Ovid

Die Arbeit schlaucht uns alle. Nicht selten sitzen wir bis zum frühen Abend im Büro, im Anschluss geht es als Ausgleich zum Fitnessstudio, auf dem Heimweg wird noch schnell eingekauft, zuhause dann gekocht und aufgeräumt, womöglich noch eine Folge der Lieblingsserie geschaut und ehe man sich versieht ist es eigentlich auch schon wieder viel zu spät. Täglich nimmt man sich vor, endlich mal früher schlafen zu gehen und am Ende liegt man doch erst wieder um 01:00 Uhr in der Früh im Bett. Blöd nur, dass der Wecker auch schon wieder um 06:00 Uhr klingelt und der Alltag wieder von vorne beginnt. Zum Glück gibt es im Büro ja jede Menge Kaffee, der dich den Tag über irgendwie wachhält. Die tiefen Augenringe zeugen aber von einer schlaflosen Nacht… Das kommt dir bekannt vor? Die meisten Leute machen sich viel zu wenige Gedanken darüber, wie wichtig der erholsame Schlaf eigentlich ist. Und das nicht etwa nur für unsere Psyche, die im Schlaf zur Ruhe findet, sondern auch für unseren Körper.

Neben dem richtigen Training und einer ausgewogenen und gesunden Ernährung spielt nämlich der Schlaf als Unterkategorie der Regeneration eine überaus große Rolle. Eine große Rolle, die die allermeisten Sportler heutzutage massiv unterschätzen. Denn während des Schlafs erholt sich der Körper von den Strapazen, welchen er tagtäglich ausgesetzt ist, psychischen und auch physischen, also körperlichen, Ursprungs. Durch den Schlaf ist es dem Körper möglich, sich selbst zu regenerieren und seine erschöpften Batterien für den nächsten Tag aufzuladen. Außerdem regeneriert der Körper im Schlaf entstandene Schäden, wie sie etwa auch durch intensive Trainingseinheiten entstehen. Die Sprache ist von den zahlreichen kleinen Muskelfaserrissen, welche den Muskel zum Wachstum anregen sollen. Diese Schädigungen werden ebenfalls im Schlaf regeneriert. „Muskelaufbau im Schlaf“ könnte also zwar ein Slogan für überteuerte Fitnessdrinks oder Sportmarken sein, aber so einfach ist es dann doch nicht. Denn wie bereits erwähnt zählen natürlich das richtige Training und die ausgewogene Ernährung genauso zu den essenziellen Faktoren des Muskelaufbaus dazu.

Leider (oder zum Glück) ist unser menschlicher Körper keine Maschine. Er zeigt es uns an, wenn es ihm nicht gut geht und sich die vorhandene Batterieladung dem Ende neigt. Das kann entweder in Schmerzen enden, psychischer Dysbalance oder auch in Übermüdung und Erschöpfung. Eine solche Übermüdung ist eine klassische und wohl jedem bekannte Folge von Schlafmangel. Als Konsequenz dessen fühlt man sich antriebslos, kraftlos und unmotiviert. Quält man sich trotz dieser Müdigkeit noch zum Training, ist es höchst unwahrscheinlich, dass man an solchen Tagen ein effektives Training erfährt. Wahrscheinlicher ist es hingegen, dass das Training genauso kraftlos und demotivierend verläuft, wie es der Allgemeinzustand eben nur hergibt. Schläfst du aber über längere Zeit schlecht oder zu wenig, kann sich das negativ auf den gesamten Organismus auswirken. Nicht nur, dass der Muskelaufbau gestört wird und sich deine Motivation für das Training in Grenzen hält – auch Stresshormone können nicht hinreichend abgebaut werden und unter Umständen kann es sogar zu Vitamin- und Mineralstoffmängeln kommen, wenn der Körper die aufgenommenen Stoffe nicht mehr richtig verarbeiten kann, da es ihm an benötigter Energie fehlt. All das kann wiederum zu einer erhöhten Anfälligkeit für Infekte und Erkrankungen führen. Weitere Punkte, die dir im Muskelaufbau sicherlich nicht weiterhelfen.

Umso wichtiger ist es also, fortan einmal mehr Augenmerk auf den wohltuenden Schlaf zu legen. Die Erholung, welche eine Person im nächtlichen Schlaf erfährt, hängt jedoch nicht nur mit der Dauer des Schlafs zusammen, sondern auch der eigenen Schlafqualität. Dazu macht es aber zunächst Sinn, den eigenen Schlaf erst einmal zu hinterfragen und zu verstehen.

Dein Schlaf basiert nämlich nicht nur darauf, dass du dich abends ins Bett legst und morgens bestenfalls erholt wieder aufstehst. Während dieser Stunden des Schlafs durchlebt dein Körper gleich mehrere Phasen: den leichten Schlaf, den Tiefschlaf und die sogenannte REM Phase. Die Abkürzung REM steht in diesem Fall für Rapid Eye Movement, da sich während dieser Phase die Augen trotz der geschlossenen Lider bewegen. Für den Muskelaufbau ist die Tiefschlafphase von enormer Relevanz, denn während dieser Zeit schüttet der Körper das essenzielle Wachstumshormon Somatrophin aus. In Fachkreisen wird dieses Hormon auch mit HGH abgekürzt, was wiederum für Human Growth Hormon steht und bereits impliziert, dass es für Wachstum und Zunahme zuständig ist. Auch das Sexualhormon Testosteron wird während der Tiefschlafphase ausgeschüttet. Dieses Hormon ist jedoch nicht nur für das Sexualbedürfnis eines Mannes zuständig, sondern steuert mitunter auch den Aufbau der Muskeln. Es gilt: je höher der Testosteronspiegel, desto einfacher fällt einem Mann auch der Muskelaufbau. Testosteron beeinflusst nämlich das Wachstum und die Regeneration von Haar, Haut und Muskulatur.

Schläfst du hingegen zu wenig, so schüttet der Körper das unerwünschte Stresshormon Cortisol aus, welches Testosteron abbaut und Fett aufbaut. Und das wiederum ist natürlich absolut unerwünscht während deines Muskelaufbautrainings. Das Mindestmaß deines nächtlichen Schlafs sollte daher mindestens sechs Stunden betragen und höchstens zehn Stunden. Das Mittelmaß von acht Stunden wird laut Wissenschaftlern als am geeignetsten empfohlen. Der durchschnittliche Schlaf der Deutschen beträgt sieben Stunden je Nacht. Je aktiver du jedoch tagsüber bist, desto mehr Schlaf benötigst du in der Nacht, um dich zu erholen. Wenn du also einen körperlich anstrengenden Job ausübst und im Anschluss noch das Fitnessstudio besuchst, ist dein Bedarf an Schlaf selbstverständlich höher, als wenn du deinen Restday komplett auf dem Sofa verbringst und dich nicht bewegst.

Doch selbst zehn Stunden Schlaf bringen dir nicht viel, wenn die Qualität deines Schlafs nicht gut ist. Ein fester Schlafrhythmus hilft dir aus, wenn du nachts immer wieder wach werden solltest. Etabliere stattdessen eine Uhrzeit, zu welcher zu abends zu Bett gehst und wann du wieder aufstehen möchtest. Es kann außerdem hilfreich sein, das Schlafzimmer einmal durch zu lüften, rund zehn Minuten bevor du schlafen gehen möchtest. Außerdem sollte der Raum abgedunkelt sein, auch das Leuchten elektronischer Geräte sollte deaktiviert sein. Das bedeutet jedoch auch, dass sich dein Handy, insofern es sich nachts im Schlafzimmer befindet, definitiv zumindest im

Ruhemodus befinden sollte, sodass dein Schlaf nicht von aufpoppenden Messages und Benachrichtigungen gestört wird. Nicht zuletzt spielen natürlich auch die Matratze und dein Kissen eine große Rolle beim erholsamen Schlaf. Nur wenn sich Matratze und Kissen deinen Bedürfnissen angepasst haben, wirst du ohne Rücken- oder Nackenschmerzen wieder aufwachen und entsprechend erholt in den Tag starten können.

Wer es also schafft, regelmäßig rund acht Stunden erholsam durch zu schlafen, der fühlt sich am nächsten Tag deutlich agiler und produktiver. Auch der Muskelaufbau profitiert enorm von einem guten Schlaf. Ein Viertel aller Deutschen schläft im Übrigen schlecht und / oder weniger als die Mindestzeit von sechs Stunden je Nacht. Wenn du zu dieser Gruppe gehörst, ändere unbedingt etwas an deinem Schlafverhalten, um dein Ziel in Sachen Muskelaufbau auch wirklich zu erreichen.

Die Ernährung – das A und O beim Muskelaufbau

„Gesundheit hat viel mit selbst ausprobieren zu tun. Wenn etwas nicht funktioniert, dann probiere etwas anders. Und wenn es hilft, dann mach mehr davon." – Daniel Albisser-Meister

Erinnere dich einmal zurück an das zuvor erwähnte 70 zu 30 Mantra. In deinem Abnahme- und / oder Muskelaufbauprozess ist der Fortschritt zu 70 Prozent durch Ernährung gesteuert, nur 30 Prozent werden durch Sport und aktive Bewegung initiiert. Es sollte also klar sein, dass die richtige Ernährung ein essenzieller Faktor im Muskelaufbau ist und definitiv nicht außer Acht gelassen werden sollte. Dennoch wundern sich einige Sportler noch immer darüber, dass sie seit Wochen jeden Tag ein schweißtreibendes Programm im Fitnessstudio absolvieren und trotzdem keine Resultate im Spiegel oder auf der Waage verzeichnen können. Höchstwahrscheinlich liegt das also an der Ernährung. Denn die richtige Ernährungsstrategie führt jeden zu seinem individuellen

Ziel, ganz egal ob dieses der Muskelaufbau, die Fettabnahme oder sogar -zunahme ist. Um dieses Ziel jedoch zu erreichen, ist ein gewisses Know How in Sachen Ernährung unerlässlich.

„Deine Nahrungsmittel seien deine Heilmittel." – Hippokrates

Grundumsatz, Leistungsumsatz und Gesamtumsatz

„Scheitern ist keine Option. Jeder muss erfolgreich sein." – Arnold Schwarzenegger

Grundumsatz, Leistungsumsatz und Gesamtumsatz – drei Begriffe, die ebenso aus einem Lehrbuch für Wirtschaft und Ökonomie stammen könnten, richtig? Natürlich wollen wir hier aber keine wirtschaftlich relevanten Themen ansprechen, denn es geht ja eigentlich um deinen Muskelaufbau. Grundumsatz, Leistungsumsatz und Gesamtumsatz sind dementsprechend Begriffe, welche der Ökotrophologie, also der Ernährungslehre, zugeteilt sind.

Grundumsatz (basale Stoffwechselrate)

Dein Körper benötigt jeden Tag Energie. Energie, um Leistung zu erbringen und auch Energie, um überhaupt zu funktionieren. Zweiteres beschreibt die Arbeit deiner Organe mit dem Ziel des Körpers, jegliche grundlegende Vitalfunktionen aufrecht zu erhalten. Das kann die Atmung über die Lunge sein, die Verdauung über den Magen, die körpereigene Thermoregulation oder auch das Schlagen deines Herzens. Auch wenn du diese Vorgänge natürlich nicht aktiv steuerst, braucht dein Körper trotzdem Energie, um sie überhaupt auszuführen. Das heißt also, dass du – auch wenn du rein gar nichts machst und dich in einer vollkommenen Ruhe befindest – dein

Körper trotzdem Energie benötigt und im Umkehrschluss auch Kalorien verbrennt. Diese Summe an im Ruhezustand verbrannten Kalorien nennt sich Grundumsatz oder in Fachterminologie auch basale Stoffwechselrate. Der Grundumsatz ist stets ein individueller Faktor. Das heißt, dass er nicht bei jeder Person gleich ist, sondern abhängig von diversen Faktoren stark schwanken kann. Zu diesen Faktoren zählen das Alter, das Geschlecht, die Körpergröße, das Körpergewicht, die gegebene Genetik und der jeweilige Körperbau inklusive der vorhandenen Muskelmasse. An dieser Stelle erinnern wir an die einzelnen Körpertypen des Hardgainers, Softgainers und Normalgainers – sie alle haben einen massiv unterschiedlichen Grundumsatz. Der Grundumsatz kann unterdessen auch durch andere Faktoren beeinflusst werden: bei hohem Fieber zum Beispiel steigt er stark an, da der Körper mit der Thermoregulation beschäftigt ist.

Der eigene Grundumsatz lässt sich mittels einer Näherungsformel berechnen. Dazu finden sich im Internet zahlreiche kostenfreie Rechentools, welche größtenteils die im Jahre 1918 veröffentlichte Harris Benedict Formel anwenden. Bei dieser Formel werden die Faktoren Geschlecht, Körpermasse, Alter und Körpergröße in Relation gesetzt, um den Grundumsatz einer Person zu ermitteln. Eine exakte Berechnung ist nur über medizinische Untersuchungen möglich, bei jeglichen Formeln handelt es sich ausschließlich um Näherungswerte. Bei einer medizinischen Untersuchung wird mittels eines sogenannten Spirometers, einem Gerät zur Messung des Lungenvolumens, die Sauerstoff- und Kohlenstoffdioxid Konzentration innerhalb der ausgeatmeten Luft gemessen. Mit der dann berechneten Menge des abgegebenen Kohlenstoffdioxids kann der Energieumsatz im Ruhezustand berechnet werden. Diese Methodik ist jedoch aufwendig und kostspielig, weshalb sich die Berechnung anhand der Formel von Harris und Benedict empfiehlt.

Eine stark vereinfachte Formel verhilft dir aber ebenfalls dazu, schnell und einfach einen ersten Eindruck deines Grundumsatzes zu gewinnen. Die Formel zur Berechnung des Grundumsatzes für Männer lautet nämlich „*Grundumsatz = Körpergewicht in Kilogramm * 24 Stunden je Tag * Faktor 1,0*“. Bei Frauen ist dieser Faktor geringer, daher lautet die Formel für die Damen „*Grundumsatz = Körpergewicht in Kilogramm * 24 Stunden je Tag * Faktor 0,9*“. Das Ergebnis dessen gibt dir einen ersten Eindruck von der Anzahl der Kalorien, die dein Körper im Grundumsatz benötigt.

Nehmen wir eine Beispielrechnung zur Hand. Eine Frau mit einem Körpergewicht von 60 Kilogramm weist einen Grundumsatz von 1296 Kalorien auf. Die Berechnung bei ihr lautet 60 Kilogramm Körpergewicht * 24 Stunden je Tag * Faktor 0,9 = 1296 Kilokalorien Grundumsatz pro Tag.

Leistungsumsatz oder auch Arbeitsumsatz

„Fortschritt gibt es nicht ohne Veränderung. Wer sein Denken nicht ändern kann, kann gar nichts ändern." – George Bernard Shaw

Nun weißt du, was der Grundumsatz ist. Da du dich aber zusätzlich zu deinen im Ruhezustand verbrannten Kalorien auch noch bewegst, benötigt der Körper hier zusätzliche Energie. Hier trifft der Spruch „jeder Gang macht schlank" zu, denn mit jeder Bewegung, jeder einzelnen Handlung und allem, was du tust, verbrennst du weitere Energie. Diese wird dem Leistungsumsatz zugeschrieben. Der Leistungsumsatz wird mitunter auch als Arbeitsumsatz betitelt und berücksichtigt jegliche körperliche Tätigkeiten, welche du über den Tag verteilt tätigst. Das beinhaltet natürlich intensive körperliche Tätigkeiten wie etwa Sport, aber auch jeden Schritt, den du dich fortbewegst und jede Handbewegung, um zum Glas Wasser zu greifen.

Natürlich ist auch und vor allem der Leistungsumsatz von der jeweiligen Person abhängig. Eine bettlägerige Person hat selbstverständlich einen deutlich niedrigeren Leistungsumsatz als ein professioneller Sportler. Da der Umfang der täglichen Muskelarbeit bei verschiedenen Personen aber auch ebenso unterschiedlich ist, teilen Ernährungswissenschaftler die Menschheit anhand ihrer täglichen körperlichen Aktivität in fünf Personengruppen ein. Diese sind durch sogenannte PAL Faktoren gekennzeichnet. Die Abkürzung PAL steht in diesem Kontext für den englischen Begriff „physical activity level" und bedeutet übersetzt so viel wie „Pegel der körperlichen Tätigkeit".

Im Folgenden zeigen wir dir eine Übersicht der PAL Faktoren mit beispielhaften Tätigkeiten auf. Ein Mensch gehört jedoch nicht nur zu einer einzelnen PAL Gruppe. Da er jeden Tag verschiedene Handlungen ausübt, zum Beispiel das Schlafen oder auch Arbeiten, muss hier stundenweise unterschieden werden. Aus diesem Grund lohnt es sich, einen Durchschnittswert zu berechnen. Weißt du schon, zu welchen PAL Gruppen du Tag für Tag gehörst?

PAL Faktor	Tätigkeit	Beispiel
0,95	Schlafen	Nachtruhe
1,2	Nur sitzend oder liegend	Gebrechliche Menschen, Bettlägerige
1,4 – 1,5	Sitzend, kaum körperliche Aktivität oder Bewegung	Büroarbeit am Schreibtisch ohne weitere Bewegung, Feinmechaniker
1,6 – 1,7	Überwiegend sitzend, aber auch gehend oder stehend	Studenten, Schüler, Taxifahrer, Laboranten, Fließbandarbeiter
1,8 – 1,9	Hauptsächlich stehend und gehend	Verkäufer, Kellner, Handwerker, Mechaniker
2,0 – 2,4	Körperlich anstrengende und ertüchtigende Arbeit	Landwirte, Leistungssportler, Schmiede, Bauarbeiter, Waldarbeiter

Außerhalb der Kategorisierung innerhalb der einzelnen Gruppen hat der PAL Wert auch noch eine weitere Funktion. Denn der Faktor, welcher in der ersten Spalte obiger Tabelle gelistet ist, ist hilfreich, um den Gesamtumsatz einer Person je Tag zu berechnen. Der Faktor wird mit der Anzahl der Stunden der entsprechenden Tätigkeit multipliziert und anschließend werden die einzelnen Werte für die jeweiligen Tätigkeiten zusammengezählt. Die Gesamtsumme wird dann durch 24 dividiert, der Anzahl der Stunden pro Tag. So berechnet man den durchschnittlichen täglichen PAL Faktor eines jeden Tages.

Nehmen wir ein Beispiel zur Hand. Eine Frau, Mitte 20, studiert hauptberuflich und arbeitet zusätzlich rund acht Stunden pro Tag als Kellnerin in einer Bar, um sich somit das Studium zu finanzieren. Als Kellnerin geht sie einer beruflichen Tätigkeit nach, bei welcher sie überwiegend geht oder steht. Dieser Tätigkeit wird ein PAL Faktor von 1,8 zugeschrieben, welcher auf acht Stunden je Tag multipliziert wird. Außerhalb ihrer Arbeitszeiten verbringt sie viel Zeit am Schreibtisch, um für ihr Studium zu lernen. Außerdem tätigt sie Einkäufe oder sitzt auch mal auf der Couch, um fernzusehen und sich zu entspannen. Rund acht Stunden ihres Tages verbringt sie daher in überwiegend sitzender Haltung, mit einem mittleren PAL Faktor von 1,6. Außerdem legt sie großen Wert darauf, ausreichend zu schlafen, da sie weiß, wie wichtig die Erholung für ihren Körper ist. Aus diesem Grund gönnt sie sich jede Nacht acht Stunden Bettruhe, welche wiederum mit einem PAL Faktor von 0,95 berechnet wird.

Die Berechnung ihres jeweilig durchschnittlichen PAL Wertes sieht daher wie folgt aus: ((8 Stunden * 1,8 PAL) + (8 Stunden 1,6 PAL) + (8 Stunden * 0,95)) / 24 Stunden je Tag = 1,45 PAL als durchschnittlicher Wert.

Diese Rechnung kann man nun noch weiter fortführen und so den Gesamtumsatz berechnen.

Gesamtumsatz (Gesamtenergie)

Der Gesamtumsatz wurde nun schon angerissen. Dabei handelt es sich um die gesamte Energie, die dein Körper jeden Tag benötigt oder verbraucht. Er ist dementsprechend das Ergebnis aus der Addition des Grundumsatzes und des Leistungsumsatzes. Da die beiden Faktoren Grund- und Leistungsumsatz bereits individuell sind und nicht zu pauschalisieren, gilt das gleiche natürlich auch für den Gesamtumsatz. Er ist genau wie seine zwei Komponenten abhängig von gegebenen Variablen, wie dem Alter, der Größe, dem Körpergewicht und so weiter. Grundsätzlich ist der Gesamtumsatz bei Kindern und Jugendlichen deutlich höher, da sie sich mehr bewegen als ihre erwachsenen Eltern und außerdem rasant wachsen, was dem Körper einiges an Energie kostet.

Am Beispiel der oben genannten Studentin kann man nun aber auch ihren Gesamtumsatz berechnen. Dazu benötigen wir einerseits den Grundumsatz und andererseits den durchschnittlichen Gesamtenergiebedarf in Form des PAL Faktors. Der PAL Faktor wird nämlich mit dem berechneten Grundumsatz multipliziert, um so den Gesamtbedarf zu ermitteln.

Der zuvor bereits berechnete Grundumsatz unserer Beispieldame lautete 1296 Kilokalorien je Tag. Außerdem benötigen wir ihren durchschnittlichen PAL Wert, welcher im Teil des Leistungsumsatzes berechnet wurde. Bei unserer jungen Frau beträgt der PAL Wert 1,45. Nun multiplizieren wir also den Grundumsatz mit dem PAL Wert und erhalten den Gesamtumsatz. Also: 1296 Kilokalorien * 1,45 = 1879 Kilokalorien pro Tag.

Natürlich musst du deinen Gesamtumsatz nicht umständlich per Hand berechnen. Im Internet findest du zahlreiche kostenfreie Tools und Hilfsmittel, die dir die Berechnung bei Fragen und Unklarheiten abnehmen können.

„Der Anfang ist die Hälfte des Ganzen.“ – Aristoteles

Abnehmen und Zunehmen

"Erfolg ist nicht endgültig, Misserfolg ist nicht fatal; was zählt, ist der Mut weiterzumachen." – Winston Churchill

„Ich möchte unbedingt abnehmen, aber es tut sich einfach nichts!“ oder „Ich schaffe es einfach nicht, zuzunehmen!“. Zwei Extrema, die unterschiedlicher nicht sein könnten. Zugegebenermaßen sind die meisten Personen wohl eher von der ersten Aussage geplagt als der zweiten, dennoch ist der Hintergrund der beiden Aussagen gleichermaßen unschön und für denjenigen zumeist auch mit Leid und Unwohlsein verbunden. Wenn du dich also auf Grund deines Gewichtes unwohl fühlst und etwas daran ändern möchtest, ganz egal ob in den niedrigeren oder höheren Bereich, ist es ratsam, sich mit der Theorie des Zu- oder Abnehmens zu beschäftigen.

Als allererstes solltest du deinen individuellen Kalorienbedarf und damit den Gesamtumsatz kennen. Er hilft dir als Orientierung, wie viele Kilokalorien du überhaupt jeden Tag verbrennst. Schon an diesem Punkt scheitern viele Personen, da sie ihren Grundumsatz grundlegend falsch einschätzen. Diese Einschätzung ist jedoch absolut wichtig, damit du dich beim Einkauf und Kochen nicht maßlos über- oder unterschätzt.

Doch was sind Kalorien überhaupt? Kalorien oder auch Kilokalorien sind eine Maßeinheit für Energie. Abgekürzt werden sie entweder mit cal oder kcal. Je mehr Kalorien ein Lebensmittel aufweist, desto mehr Energie liefert es bei Nahrungsaufnahme. Jeder Körper benötigt Energie, um überhaupt zu funktionieren – diese Energie wird uns über die Nahrung zugeführt. Was beim

Auto eben der Diesel oder das Benzin als Treibstoff ist, ist beim Menschen die Energie, welche wir aus den Lebensmitteln gewinnen. Seit 1969 wurde die Maßeinheit Kalorie durch die internationale Einheit Joule (Abkürzung kJ) abgelöst. Daher findet man auf den Nährwertangaben eines Produktes nicht nur die Anzahl der enthaltenen Kalorien, sondern vor allem auch die Kilojoule des jeweiligen Produktes. Eine Kalorie entspricht etwa 4,1868 Joule und ein Joule andersherum etwa 0,239 Kalorien. Gemäß der Lebensmittel-Informationsverordnung (LMIV) wird bei den Nährwertangaben zunächst die Anzahl der Kilojoule angegeben und darauffolgend in Klammern die Kilokalorie. Eine Brennwertangabe könnte daher zum Beispiel wie folgt aussehen: „Brennwert 210 kJ / 100 g (50 kcal / 100 g). Auch wenn die Einheit der Kilokalorien zwar offiziell durch die Kilojoules abgelöst wurde, ist sie heute dennoch im Allgemeinmunde noch von einer größeren Relevanz als ihr Kontrahent und zwar aus dem einfachen Grund, dass die Berechnung des eigenen Gesamtumsatzes in Kalorien erfolgt und das Addieren der Kalorien daher einfacher ist. Dennoch: beide Maßeinheiten stehen für Energie, welche wir zum Überleben benötigen und welche auch für die Zu- oder Abnahme bei einer Person von größter Relevanz ist.

Aber wie nimmt man letztlich zu oder ab? Die Rechnung ist simpel. Jeder Mensch hat einen bestimmten Gesamtumsatz an Energie, der ihm jeden Tag zur Verfügung steht. Den Energiespeicher füllen wir auf, indem wir Nahrungsmittel zu uns nehmen. Liegen die jedoch über dem Tagesbedarf, also dem Gesamtumsatz eines Tages, scheiden wir die überschüssige Energie nicht einfach wieder aus. Der Körper speichert die Energie stattdessen ab – und das erfolgt in Form von Körperfett. Nimmt man also über einen längeren Zeitraum hinweg mehr Energie zu sich, als dass man sie verbrennt, nimmt man unweigerlich an Körperfett zu. Gleiches gilt auch andersherum. Reduziert man seine tägliche Energieaufnahme und bleibt daher über einen längeren Zeitraum unterhalb des täglichen Gesamtumsatzes, nimmt man ab. Der Körper nutzt dann die vorhandenen Energiereserven, also das Körperfett, um seine Leistung aufrecht zu erhalten.

Abnehmen mit Erfolg – aber Vorsicht vor dem Jojo Effekt

„Nur wer sein Ziel kennt, findet den Weg.“ – Laozi

Man nimmt einfach weniger Energie zu sich und schon nimmt man ab. Was in der Theorie so simpel klingt, sollte in der Praxis dennoch hinterfragt werden. Denn es ist unter keinen Umständen ratsam, sich unterhalb des Grundumsatzes zu bewegen. Eine Radikaldiät bewirkt nämlich nichts anderes als den sogenannten Jojo Effekt. Bekommt der Körper keine oder viel zu wenig Energie zugeführt, so stellt er sich auf eine Art Hungersnot ein und reduziert die Funktion des Stoffwechsels auf ein Minimum. So setzt er jede einzelne Energiequelle direkt als Reservoir an, was schlimmstenfalls sogar zu einer direkten Fettzunahme führen kann. Und um auf seine benötigte Energie zu kommen, greift der Körper in einer solchen Hungersituation leider auch nicht auf die Fettzellen zurück, die man loswerden möchte, da diese für ihn nicht schnell verfügbar sind. Stattdessen zapft er die schneller verfügbaren Muskelzellen an und was folgt ist demnach ein unerwünschter Abbau von Muskelmasse. Durch den Abbau der Muskelmasse sinkt jedoch auch unser Grundumsatz. Auch wenn zunächst womöglich Erfolge im Spiegel ersichtlich sind, sind diese nicht die gewünschten. Denn isst man nach der Radikaldiät wieder halbwegs normal und fährt die Zufuhr der Energie hoch, nimmt man im Nu wieder zu. Im schlimmsten Fall sogar mehr als das, was man ursprünglich abgenommen hat. Es ist also nicht nur ratsam, sondern absolut unabdingbar, eine Diät bedacht auszuüben und sich dennoch ausgewogen zu ernähren. Bestenfalls ergänzt du deinen Grundumsatz um einen erhöhten Leistungsumsatz, sodass dir von vorneherein mehr Energie pro Tag zur Verfügung steht. Dies funktioniert am besten über Sport und aktive Bewegung.

Ein Kilogramm Körperfett beinhaltet übrigens etwa 7000 Kilokalorien, die im Energiehaushalt eingespart werden müssen, damit diese zwei Pfund Fett von der Waage verschwinden. Um diese Kilokalorien einzusparen, solltest du nicht auf Mahlzeiten verzichten. Wähle stattdessen lieber eine ausgewogene und gesunde Mahlzeit und reduziere deine Gesamtenergie, indem du dich mehr bewegst und sportlich betätigst. Eine Ersparnis von 500 bis 700 Kilokalorien gegenüber dem Gesamtumsatz pro Tag ist empfehlenswert und gesund.

Heißhunger in der Diät? Nein, danke!

Erfolg ist eine Treppe, keine Tür. – Dottie Walters

Erfahrene Diätjunkies werden das Problem sicherlich kennen. Man macht und tut, isst extra wenig und geht dann trotz Übermüdung nach der Arbeit noch zum Sport – und dann passiert es. Zuhause auf der Couch überkommt einen der Appetit. Appetit auf Süßes, auf Ungesundes oder Fettiges. Also greift man zum Kühlschrank und gönnt sich ein Stückchen Schokolade. Wie soll auch ein kleines Stückchen Schokolade schon schaden? Oder ein zweites? Oder ein drittes? Nicht selten enden solche Essensgelüste im Verzehr von einer ganzen Tafel Schokolade und was einen hinterher plagt, ist natürlich das schlechte Gewissen und die Wut auf einen selbst. Schließlich wird so gleich der gesamte Energiehaushalt des Tages auf den Kopf gestellt. Aber wie entsteht Heißhunger und kann man ihn vermeiden?

Der Insulinspiegel ist für die Entstehung von Heißhunger maßgeblich. Nach dem Verzehr von Süßigkeiten oder anderen Nahrungsmitteln, die einen hohen Zuckeranteil enthalten, steigt der Blutzuckerspiegel rapide an. Kurz darauf sinkt er jedoch genauso schnell wieder ab und die Gelüste sind schon wieder da. Aber die gute Nachricht ist, dass Heißhunger vermeidbar ist. Lasse dazu keine Mahlzeit aus und ernähre dich ausgewogen, sodass sich dein Insulinspiegel ganztägig in einem normalen Rahmen bewegt und keine außerordentlichen Schwankungen auf Grund von Hunger zu verzeichnen hat. Ein nahrhaftes Frühstück ist hier besonders wichtig, denn wenn der Körper bereits morgens mit den wichtigen Nährstoffen versorgt wird, sinkt die Gefahr vom Verzehr unnötiger und ungesunder Snacks über den Tag hinweg. Ballaststoffreiche Lebensmittel vermeiden ungewünschte Blutzuckerschwankungen und halten dich stattdessen langfristig satt. Und wenn dich der Appetit auf etwas Süßes doch einmal überkommt, dann mach dir nichts draus – in unserem Rezeptbuch findest du auch Rezepte für super leckere Snacks, die sich perfekt in deinen gesunden Lifestyle integrieren lassen.

Tipps und Tricks zur Ernährungsumstellung

„Der härteste Schritt zu Fitness ist der erste. Nimm ihn jetzt!“ – Heather Montgomery

Um deine Ernährung auch wirklich erfolgreich umzustellen und somit das beste Ergebnis daraus zu erzielen, befolge am besten unsere Tipps:

1. Führe ein Ernährungstagebuch, in welchem du dir genau aufschreibst, was du zu welcher Mahlzeit gegessen hast und welche Nährstoffe du damit bereits zu dir genommen hast. So behältst du einen Überblick.
2. Gehe ausschließlich mit einer Einkaufsliste einkaufen. So vergisst du nichts und die Versuchung, andere Lebensmittel zu kaufen ist geringer.
3. Setze auf unverarbeitete Lebensmittel (clean eating) und koche frisch.
4. Bevorzuge Vollkorn dem Weißbrot.
5. Trinke genug Wasser! Damit kommen wir auch schon zum nächsten Punkt.

Wasser trinken

„Motivation bringt Dich in Gang. Gewohnheit bringt Dich voran.“ – Jim Rohn

Wasser trinken lohnt sich gleich mehrfach. Egal ob du also abnehmen oder Muskeln aufbauen möchtest, es ist unverzichtbar, dabei auch ausreichend Flüssigkeit in Form von Wasser zu dir zu nehmen. Du möchtest wissen wieso? Wir sagen es dir!

- Wer Sport macht, schwitzt natürlich. Dabei verliert der Körper nicht nur wichtige Nährstoffe, die wir über die Nahrung wieder zu uns nehmen, sondern auch Wasser. In Folge dessen kann der Körper dehydrieren und jegliche Stoffwechselprozesse werden verlangsamt oder gar gestoppt. Nur wer ausreichend trinkt, kann seinen Körper hinreichend im Muskelaufbau unterstützen.

- Wasser wirkt appetitzügelnd. Während süße Limonaden und Softdrinks häufig appetitanregend wirken, sorgt schon ein großes Glas Wasser dafür, dass Heißhungerattacken gedämmt werden.
- Wer ein großes Glas Wasser vor der Mahlzeit zu sich nimmt, hat bei der eigentlichen Mahlzeit deutlich weniger Hunger. So bist du schneller satt und sparst wertvolle Kalorien in der Abnahme.
- Wasser hat Negativkalorien! Was das bedeutet? Wenn du Wasser trinkst, nimmst du keine Kalorien zu dir. Dein Körper verbrennt aber welche, während er das Wasser verstoffwechselt.

Eine erwachsene Person verliert täglich rund 2,5 Liter Flüssigkeit. Das ist also das absolute Minimum, was du an Wasser pro Tag zu dir nehmen solltest. Besser sind drei bis vier Liter Wasser. So wird dein körpereigener Stoffwechsel bestmöglich unterstützt und vorangetrieben.

Kalorienbedarf an Trainingstagen und trainingsfreien Tagen im Muskelaufbau

„Sportliche Menschen sind nicht verrückt, sie leben nur artgerecht." – Unbekannt

Da nun die Begriffe Grundumsatz, Leistungsumsatz und Gesamtumsatz, sowie auch das Prinzip der Energiezufuhr erklärt wurde, gehen wir allmählich zurück zu unserem eigentlichen Thema: dem Muskelaufbau. Du weißt nun, dass du mehr Energie verbrennst, wenn du Sport treibst, da dann auch dein Leistungsumsatz höher ist. Es stellt sich nun die Frage, ob deine Energiezufuhr sich unterscheiden sollte, je nachdem ob es sich um einen Trainingstag oder auch einen trainingsfreien Tag handelt.

Und ja, es macht Sinn, dass du an den Tagen, an denen du dich mehr bewegst, auch mehr isst. Andernfalls kann es passieren, dass du durch den erhöhten Energiebedarf in ein Defizit rutschst und dein Körper kontraproduktiverweise die Muskelzellen als Reserve anzapft. An trainingsfreien Tagen muss dein Körper die vom Training beanspruchten Muskelzellen jedoch reparieren und sorgt damit für den eigentlichen Muskelaufbau. Über die darauf angepasste Ernährung lieferst du ihm essenzielle Nährstoffe, die ihn dabei bestmöglich unterstützen. Achte daher sowohl an deinen Trainingstagen als auch den trainingsfreien Tagen unbedingt darauf, dass du mindestens den entsprechenden Gesamtbedarf des Tages über die Energiezufuhr deckst.

Verfolgst du das Ziel, Muskulatur aufzubauen, so sollte sich dein Energiehaushalt sogar im Überschuss befinden. Experten empfehlen hier die folgende Richtlinie: Männer sollten sich zum Muskelaufbau rund 300 bis 500 kcal je Tag im Überschuss befinden, bei Frauen werden 150 bis 300 kcal Überschuss pro Tag empfohlen. Mit diesem Überschuss kannst du gut und gern ein Kilogramm reine Muskelmasse pro Monat aufbauen, ohne dabei jede Menge überschüssiges Fett anzusetzen. Der Überschuss ist bei Frauen geringer, da sie genetisch bedingt langsamer an Muskulatur zulegen als es die Männer tun. Mit einem höheren Kalorienüberschuss würden sie daher unerwünschte Fettpolster ansetzen.

„Niemand, der sein Bestes gegeben hat, hat es später bereut.“ – Unbekannt

Makros

„Ehrgeiz ist die Fähigkeit, die Träume real werden lässt.“ – Niklas Gennen

Makros. Ein Subjektiv, welches auch im Zusammenhang mit Microsofts Tabellenprogramm Excel geläufig ist oder in chemischem Kontext als Makromolekulare Chemie immer wieder auftaucht. Beide Themen wollen wir in diesem eBook natürlich nicht behandeln – hier geht es einzig und allein um deinen erfolgreichen Muskelaufbau. Aber was genau sind Makros in Bezug auf den Muskelaufbau?

„Makros" ist die Abkürzung des Begriffes Makronährstoffe. Unter Makronährstoffen versteht man die drei Hauptenergielieferanten Kohlenhydrate, Fette und Eiweiße. Diese drei Bestandteile sind für den menschlichen Körper überlebenswichtig und bilden die Grundlage jeglicher Stoffwechselprozesse. Die drei benötigten Makronährstoffe nimmt man über die Nahrung zu sich. Als Ergänzung kann hier noch hinzugefügt werden, dass es als Gegenspieler zu den Makronährstoffen auch die sogenannten Mikronährstoffe gibt. Zu diesen zählen Vitamine, Mineralstoffe, Aminosäuren und Omega Fettsäuren.

Eiweiß

„Wer aufhört, besser werden zu wollen, hört auf, gut zu sein." – Marie von Ebner-Eschenbach

Eiweiß oder auch Proteine – sie sind der Baustein der Muskeln und für die Erhaltung, sowie auch die Reparatur und den Aufbau der Muskelzellen zuständig. Rund 20% eines Muskels besteht aus Protein, der Rest ist beinahe ausschließlich Wasser. Die enorme Bedeutung von Protein zum Muskelaufbau sollte daher auf der Hand liegen.

In der ausgewogenen Ernährung eines durchschnittlichen Bürgers werden 0,8 Gramm Eiweiß je Kilogramm Körpergewicht empfohlen. Bodybuildern, Kraftsportlern und allen Personen, die sich auf dem Weg zum Muskelaufbau befinden wird jedoch eine höhere Proteinzufuhr empfohlen, um dem Körper ausreichend Energie zum Muskelaufbau zu liefern. 1,6 Gramm Eiweiß je Kilogramm Körpergewicht ist dabei die untere Grenze, besser sind 2 Gramm Eiweiß je Kilogramm. Bei einem 80 Kilogramm Mann, welcher das Ziel hat, Muskeln aufzubauen, sind 160 Gramm Eiweiß pro Tag daher ein optimaler Richtwert. Hier gilt jedoch keineswegs das Prinzip „mehr ist mehr". Zwei Gramm Protein je Kilogramm Körpergewicht machen durchaus Sinn, um die Muskulatur bestmöglich zu unterstützen. Alles, was diese Grenze jedoch überschreitet, bringt keine weiteren Vorteile. Schädlich ist das zwar nicht, aber von einem besseren Muskelaufbau profitierst du in diesem Fall auch nicht. Überschüssige Proteine werden einfach wieder ausgeschieden.

Möchtest du deine vorhandene Muskulatur nur erhalten, so empfehlen Ernährungswissenschaftler die Zufuhr von 1,4 Gramm Eiweiß pro Kilogramm Körpergewicht. So wird die vorhandene

Muskulatur ausreichend versorgt und geht nicht weiter verloren. Der 80 Kilogramm schwere Mann, welcher mit seiner Bemuskelung bereits zufrieden ist, benötigt daher rund 112 Gramm Eiweiß pro Tag, um seine Muskulatur gleichermaßen zu erhalten.

Verfolgst du jedoch gar kein grobes Ziel und möchtest nicht unbedingt Muskeln aufbauen, sondern einfach Wissen sammeln zum Thema gesunder Ernährung und dich zukünftig ausgewogener ernähren, so beachte trotzdem, dass du täglich mindestens 0,5 Gramm Eiweiß je Kilogramm zu dir nimmst. Denn alles, was diesen Wert unterschreitet, kann gesundheitsgefährdend sein. Andernfalls fehlen deinem Körper wichtige Rohstoffe zur Produktion von Hormonen und zur Zellregeneration. Ein Gramm Protein enthält außerdem 4,1 Kilokalorien.

Lebensmittel mit hohem Anteil an Protein

Ein jedes Lebensmittel gilt dann als Eiweißquelle, wenn mindestens 12% des gesamten Brennwerts, also 12% der Gesamtkalorien, auf Proteine entfallen. Als eiweißreiches Lebensmittel darf offiziell nur betitelt werden, was mindestens 20% des Gesamtbrennwertes auf Protein entfällt. Du möchtest wissen, mithilfe welcher Lebensmittel du deinen täglichen Bedarf an Proteinen bestmöglich decken kannst?

Grundsätzlich gelten die Produktgruppen Fleisch, Fisch, Eier, Milch und Milchprodukte, Hülsenfrüchte, Nüsse und Sojaprodukte als sehr eiweißhaltig und gut geeignet zum Muskelaufbau. Du möchtest wissen, welche Produkte sich hier besonders hervorheben? Hier ist eine Übersicht der Spitzenreiter im Eiweißgehalt:

1. **Sojaprodukte**: Sojaflocken gelten bereits als die Low Carb Alternative zu Haferflocken und bestehen fast zur Hälfte aus Protein. Mit rund 40,6 Gramm Eiweiß auf 100 Gramm sind sie eine sehr gute Eiweißquelle. Ein weiterer Vorteil von Soja ist der, dass die Produkte ebenfalls für Vegetarier und Veganer geeignet sind.
2. **Parmesan**: der italienische Hartkäse schmeckt nicht nur gut, sondern ist auch eine richtige Proteinbombe. 38 Gramm Eiweiß auf 100 Gramm Gewicht machen ihn zur Nummer eins Eiweißquelle unter den Käsesorten.

3. **Geflügelfleisch**: gebratenes Geflügel enthält rund 29 Gramm Eiweiß auf 100 Gramm Gesamtgewicht.
4. **Rinderfilet**: auch Rinderfilet eignet sich als Eiweißquelle im Muskelaufbau. Genau wie beim Geflügel auch, entfallen ganze 29 Gramm von 100 Gramm Gesamtgewicht auf Proteine.
5. **Harzer Käse**: die Nummer zwei im Ranking der proteinreichen Käsesorten. Zugegebenermaßen mit gewöhnungsbedürftigem Eigengeruch, liefert der Käse jedoch satte 30 Gramm Eiweiß auf 100 Gramm!
6. **Erdnüsse**: die Nüsse sind nicht nur lecker, sondern auch echt gesund. Hinzu kommt, dass sie mit 26 Gramm Proteingehalt auf 100 Gramm auch super Proteinlieferanten sind. Der ideale Snack.
7. **Thunfisch**: er gehört zu den beliebtesten Fischsorten und ist zudem auch eine großartige Eiweißquelle. Mit rund 23 Gramm Eiweiß auf 100 Gramm empfiehlt sich der Thunfisch (im eigenen Saft) daher zur proteinreichen Ernährung.
8. **Trockenfleisch**: im Maße des Proteingehalts ist das Trockenfleisch wohl die unangefochtene Nummer eins. Mit 51 Gramm Protein auf 100 Gramm ist Trockenfleisch à la Beef Jerky kaum zu übertreffen und ein leckerer Snack für zwischendurch.
9. **Magerquark**: Magerquark mit 0,2% Fett liefert deinem Körper 10,6 Gramm Eiweiß auf 100 Gramm. Außerdem ist er fettreduziert und fügt sich dir daher auch bei einer fettarmen Ernährung bestens in den Speiseplan ein.
10. **Spinat und Brokkoli**: auch Gemüse kann durchaus eiweißreich sein. Spinat und Brokkoli gelten hierbei als Lieferanten von hochwertigem Eiweiß und stellen die Spitzenreiter im Gemüse dar. Sie bieten dir und deinem Körper knappe 4 Gramm Eiweiß auf 100 Gramm.

Kohlenhydrate

„Die Kunst ist, einmal mehr aufzustehen, als man umgeworfen wird.“ – Winston Churchill

Mit an Sicherheit grenzender Wahrscheinlichkeit stehen Kohlenhydrate derzeit so sehr im Fokus jeglicher Ernährungsspekulationen, wie kein anderes Thema. Viele verteufeln sie regelrecht als Dickmacher, jede Kalorie würde sofort in Form von Fett auf den Hüften erscheinen und überhaupt seien Kohlenhydrate einfach nur ungesund und schädlich. Andere Extrema hingegen argumentieren dagegen, Kohlenhydrate seien notwendige Energielieferanten, ohne welche unser Körper und unsere Organe überhaupt nicht funktionieren könnten. Was davon ist denn nun richtig? Darf ich nun Kohlenhydrate zu mir nehmen oder besser nicht?

Tatsächlich kann der menschliche Körper ohne Kohlenhydrate durchaus überleben, sie sind – im Gegensatz zu Fetten und Eiweiß – ein nicht existenzielles Makro. Der Grund, weshalb der Körper auch ohne Kohlenhydrate überleben kann ist der, dass er seine benötigte Energie auch aus Fetten und Protein ziehen kann und Kohlenhydrate daher nicht der einzige Energielieferant sind. Auf Fette und Proteine kann der Körper jedoch unter keinen Umständen verzichten.

Nur weil der Körper ohne Kohlenhydrate überleben kann, heißt das noch lange nicht, dass er es auch sollte. Denn Kohlenhydrate gelten als eine Art Treibstoff für die Zellen. Sie können vor allem im Muskelaufbau dafür sorgen, dass Muskeln schneller aufgebaut und ebenfalls schneller regeneriert werden. Außerdem liefern Kohlenhydrate schnell verfügbare Energie, welche wiederum die körperliche Leistungsfähigkeit steigern kann. Nicht umsonst nehmen Marathonläufer auch im Lauf regelmäßig Bananen oder Traubenzucker ein. Beide Energielieferanten strotzen nur so vor Kohlenhydraten! Der Konsum von Kohlenhydraten ist also aufgrund der beschleunigten Regeneration und der Leistungssteigerung besonders im Muskelaufbau wichtig. Nicht zuletzt nehmen Kohlenhydrate auch großen Einfluss auf das anabole und muskelaufbauende Hormon Insulin.

Kohlenhydrate weisen darüber hinaus eine Besonderheit auf. Während die Einnahmezeit bei Protein weitestgehend irrelevant ist, macht es Sinn, Kohlenhydrate zu einer bestimmten Tageszeit zu konsumieren. Werden Kohlenhydrate direkt nach körperlicher Belastung, wie zum Beispiel dem Kraftsport konsumiert, füllen sie den geleerten Speicher der Muskulatur wieder auf. Sie sorgen damit für eine beschleunigte Regeneration. Außerdem wird durch den Konsum von Kohlenhydraten die Ausschüttung des anabolen Hormons Insulin angeregt, welches wiederum den Muskelaufbau fördert. Für den perfekten Muskelaufbau sollten Kohlenhydrate jedoch stets mit Protein kombiniert werden. Kohlenhydrate liefern, genau wie die Proteine auch, je einem Gramm rund 4,1 Kilokalorien.

Lebensmittel mit hohem Anteil an Kohlenhydraten

Grundsätzlich gelten alle Vollkornprodukte und Kartoffeln als gute Kohlenhydratquellen. Wenn es jedoch „gute“ Kohlenhydrate gibt, gibt es unweigerlich auch „schlechte Kohlenhydrate“. Schlechte Kohlenhydrate sind für deinen Körper einfach zu verstoffwechseln. Sie bewirken, dass der Insulinspiegel extrem schnell in die Höhe schießt, aber genauso schnell auch wieder abfällt. Dadurch bist du nur kurzzeitig wirklich gesättigt und wirst schnell von einem Energieloch und mitunter auch Heißhungergefühl heimgesucht. Für ein ganztägig stabiles Energielevel ohne Heißhunger empfehlen sich daher die guten Kohlenhydrate. Hierzu zählen jegliche Vollkornprodukte, Reis oder Hafer.

Gern stellen wir dir einige wirklich gute und auch gesunde kohlenhydratlastige Produkte vor, die dich im Muskelaufbau optimal unterstützen werden:

- **Vollkornreis:** mit 71 Gramm Kohlenhydrate pro 100 Gramm Eigengewicht liefert er jede Menge gesunder Kohlenhydrate. Ergänzt mit proteinreichen Lebensmitteln ergibt der Vollkornreis eine leckere und gesunde Mahlzeit im Aufbau. Ein weiter Vorteil des Vollkornreis: vorgekocht schmeckt er sogar über mehrere Tage aufgewärmt noch lecker!
- **Haferflocken:** knapp 60 Gramm gesunder Kohlenhydrate auf 100 Gramm Eigengewicht. Den Haferflocken macht in Sachen gesundes Frühstück wohl kaum ein anderes Lebensmittel Konkurrenz. Angereichert mit leckerem Obst und Magerquark kannst du dein Frühstück im Handumdrehen auch proteinreich gestalten. Lecker!
- **Vollkornnudeln:** sie liefern dir 65 Gramm Kohlenhydrate auf 100 Gramm. Damit sind sie eine leckere Alternative zum Vollkornreis und liefern zeitgleich auch einige Proteine, während sie sehr fettarm sind. Auch sie sind über mehrere Tage aufgewärmt noch lecker und gleichbleibend gesund.
- **Süßkartoffeln:** sie liefert dir rund 22 Gramm Kohlenhydrate auf 100 Gramm Gewicht. Hinzu kommt, dass sie sehr schmackhaft ist und in der Küche vielseitige Verwendung findet. Süßkartoffel-Pommes, Süßkartoffelpüree oder gekochte Süßkartoffel? Du entscheidest! Wähle frisches Gemüse und eine hochwertige Proteinquelle als Beilage und schon ist das Menü komplett.
- **Vollkornbrot:** die leckere Frühstücksalternative zu Haferflocken. 32 Gramm Kohlenhydrate auf 100 Gramm Produkt halten dich langfristig satt und liefern dir hochwertige Inhaltsstoffe.

Belege dein Brot doch mit proteinreichem Geflügelbelag oder leckerem Käse. Schon ist dein nahrhaftes Frühstück fertig!

•

Fette

„Wer einen Misserfolg nur als kleinen Umweg betrachtet, verliert nie sein Ziel aus den Augen." – Martin Luther

„Fette machen nur dick, das sagt doch schon der Name aus!" Nein, so ist es nicht unbedingt, denn sie haben wichtige Aufgaben und sind, genau wie Proteine, existenzielle Makronährstoffe, ohne die der Körper nicht überleben könnte. Fette sind für den Körper ein Energiespeicher, welcher täglich aufgefüllt werden sollte, sodass er seine bestmögliche Leistung erbringen kann.

Ernährungswissenschaftler empfehlen pro Kilogramm Körpergewicht mindestens 1 Gramm Fett pro Tag zuzuführen. So können die körperlichen Prozesse und Funktionen des menschlichen Organismus aufrecht erhalten werden. Übrigens: solltest du zum Körpertyp Hardgainer gehören und nur schwierig zunehmen können, so sind Fette deine Geheimwaffe, um gesund zuzunehmen. Es ist nämlich tatsächlich so, dass Fette durchaus eine Menge Kalorien implizieren können. Ein Gramm Fett enthält rund 9,3 Kilokalorien. Bedenke aber, dass ein effektiver Muskelaufbau auch nur dann möglich ist, wenn du dich im Kalorienüberschuss befindest.

Befindest du dich derzeit in einer Diät und möchtest dich möglichst fettarm ernähren, so unterschreite dennoch nicht die Grenze von 0,7 Gramm Fett pro Kilogramm Körpergewicht. Andernfalls riskierst du mitunter gesundheitliche Risiken, da dein Körper die Funktionalität nicht mehr gewährleisten kann. Frauen sollten tendenziell etwas mehr Fette zu sich nehmen als Männer, da sie hormonbedingt zusätzlich darauf angewiesen sind.

Speziell auf den Muskelaufbau bezogen kann man durchaus sagen, dass Fette den geringsten oder unwichtigsten Teil der Makronährstoffe ausmachen. Jedoch sind Fette wichtig, um die allgemeine Leistungsfähigkeit unseres Körpers aufrecht zu erhalten.

Grundsätzlich unterscheidet man Fette zusätzlich noch in verschiedene Gruppen:

- **Omega 3 Fettsäuren**: dies sind vom Körper nicht selbst herstellbare (auch genannt essentielle) Fettsäuren. Sie sind tatsächlich von hoher Relevanz für den Muskelaufbau, da sie die Insulinsensitivität fördern. Dies ist die Geschwindigkeit und Effizienz, mit welcher Kohlenhydrate und Proteine zu den Muskelzellen gelangen. Außerdem wirken Omega 3 Fettsäuren entzündungshemmend und wirken sich positiv auf das Herz-Kreislauf-System aus. Nicht zuletzt mindern sie sogar den Aufbau von Körperfett.
- **Gesättigte Fettsäuren:** hierbei unterscheidet man zusätzlich in die einfach und mehrfach gesättigten Fettsäuren. Beide Untergruppierungen nehmen positiven Einfluss auf deinen Testosteronspiegel, welcher wiederum großen Einfluss auf deinen Muskelaufbau und auch die Körperfettreduktion nimmt.
- **Gehärtete Fette:** nimm Abstand von dieser Untergruppierung. Sie beinhaltet alle künstlich erschaffenen Fette, welche nicht natürlichen Ursprungs entstammen. Vor allem bei der Verarbeitung von Fertigprodukten erfreuen sich die gehärteten Fette, auch genannt Transfette, einer großen Beliebtheit. In Tiefkühlpizzen, Chips, Backwaren oder industriellen Süßigkeiten ist jede Menge Transfett enthalten. Sie bieten dem Körper jedoch keinen positiven Mehrwert und werfen dich im Muskelaufbau nur zurück.

Lebensmittel mit hohem Anteil an gesunden Fetten

Achte bei deiner Wahl der Fette darauf, dass es sich um gesunde Fette handelt. Dass frittierte Chicken Wings mit einem hohen Anteil gehärteter Fette nicht unbedingt die besten Makronährstoffe enthalten, sollte auf der Hand liegen. Gute und sinnvolle Quellen für Fette enthalten häufig auch einen hohen Anteil an Protein, was für den Muskelaufbau natürlich gleich doppelt gut ist!

- **Omega 3 Fettsäuren:** findest du vor allem in Fisch und Meeresfrüchten. Lachs, Hering und Thunfisch sind dabei gute Quellen, die außerdem auch jede Menge Protein enthalten. Auch Nüsse (vor allem Walnüsse) sind reich an Omega 3 Fettsäuren.
- **Gesättigte Fettsäuren:** findest du häufig in kaltgepressten Pflanzenölen, Nüssen und auch Avocados. Leinöl, Hanföl und Leinsamen enthalten jede Menge gesättigte Fettsäuren!

Die Verteilung der Makronährstoffe

„Auch im Alphabet kommt Anstrengung vor Erfolg." – Unbekannt

Die Verteilung der Makronährstoffe kann durchaus variieren. Abhängig von deinem Körpertyp, deinem Körperbau und deinem Ziel kann die Makronährstoffverteilung durchaus anders aussehen.

Als normaler Richtwert einer ausgewogenen und gesunden Ernährung mit dem Ziel, sein derzeitiges Körpergewicht lediglich zu halten, empfehlen Ernährungswissenschaftler die tägliche Zufuhr von 50 bis 60 Prozent Kohlenhydraten, 15 bis 25 Prozent Protein und 20 bis 30 Prozent Fetten.

Da wir uns hier aber auf den Muskelaufbau konzentrieren möchten, geben wir dir ein paar einfache Formeln zur Hand, anhand welcher auch du deinen eigenen Makronährstoffbedarf im Muskelaufbau einfach berechnen kannst.

Du weißt nun, dass im Muskelaufbau zwei Gramm Protein pro Kilogramm Körpergewicht empfohlen werden. Multipliziere daher dein Körpergewicht mit den empfohlenen zwei Gramm Protein. Bei einem 80 Kilogramm Mann sähe die Formel also wie folgt aus: 80 Kilogramm * 2,0 Gramm Protein = 160 Gramm Protein als empfohlene Tagesmenge. Da 1 Gramm Protein 4,1 Kilokalorien enthalten, ergeben sich aus den 160 Gramm Protein eine Gesamtmenge von 656 Kilokalorien je Tag (160 Gramm Protein * 4,1 Kilokalorien = 656 Kilokalorien Gesamtmenge).

Rund 0,8 bis 1,0 Gramm Fett je Kilogramm Körpergewicht sollten auf die Fette entfallen. Hier gilt also Körpergewicht multipliziert mit 0,8 bis 1,0. Wir wählen hier die 1,0 Gramm Fett. Die Formel für unseren jungen Mann lautet daher 80 Kilogramm * 1,0 Gramm Fett = 80 Gramm Fett je Tag. Ein Gramm Fett enthält darüber hinaus 9,3 Kilokalorien. Bei 80 Gramm empfohlener Tagesmenge Fett sind das also 744 Kilokalorien (80 Gramm Fette * 9,3 Kilokalorien = 744 Kilokalorien Gesamtmenge).

Es fehlen uns noch die Kohlenhydrate. Hierzu erfolgt jedoch keine formelle Berechnung. Denn anhand des berechneten Gesamtumsatzes konnte der junge Herr bereits errechnen, dass ihm pro Tag rund 2500 Kilokalorien zur Verfügung stehen. Er addiert einen Kalorienüberschuss von

400 Kilokalorien. Demnach stehen ihm insgesamt 2900 Kilokalorien zur Verfügung. Davon subtrahieren wir die 656 Kilokalorien, welche auf die Proteine entfallen und die 744 Kilokalorien, welche den Fetten zugehörig sind. Es bleiben übrig 1500 Kilokalorien, welche auf die Kohlenhydrate entfallen können. Da ein Gramm Kohlenhydrate ebenfalls, genau wie die Proteine, 4,1 Kalorien enthält, kann man diese 1500 Kilokalorien nun noch durch 4,1 dividieren. Es ergeben sich 366 Gramm Kohlenhydrate, welche dem jungen Mann in seiner Muskelaufbauphase zur Verfügung stehen.

Insgesamt kann der 80 Kilogramm schwere Mann also mit 160 Gramm Protein, 80 Gramm Fett und 366 Gramm Kohlenhydraten kalkulieren, um seinem Körper die bestmögliche Nahrung im Muskelaufbau zuzuführen.

„Die Tat unterscheidet das Ziel vom Traum." – Unbekannt

Vitamine und Mineralien

„Alle Träume können wahr werden, wenn wir den Mut haben, ihnen zu folgen." – Walt Disney

Wie bereits erwähnt gibt es die sogenannten Makronährstoffe, welche die Kohlenhydrate, Fette und Eiweiß beinhalten. Zur optimalen Versorgung des menschlichen Körpers werden die Makronährstoffe noch durch ihre Mitspieler, die Mikronährstoffe, ergänzt. Dazu zählen auch Vitamine und Mineralstoffe.

Vitamine

Bereits das Wort „Vitamine" enthält den lateinischen Begriff „vita" – zu Deutsch bedeutet dieser Begriff „Leben". Demnach tragen Vitamine zur intakten Vitalfunktion bei und sind an zahlreichen wichtigen Prozessen innerhalb des Körpers beteiligt, so auch dem Aufbau und Schutz von Zellen. Ebenfalls sind sie maßgeblich an Stoffwechselprozessen beteiligt und können darüber hinaus Bestandteil von Enzymen sein. Im Gegensatz zu den Makronährstoffen Eiweiß, Fette und Kohlenhydrate nutzt der Körper die Vitamine jedoch nicht, um daraus Energie zu gewinnen. Nur, wenn alle Mikronährstoffe in ausreichender Menge aufgenommen werden und vorhanden sind, kann der Körper seine volle Leistung erbringen. Eine Unterversorgung mit Mikronährstoffen kann nicht nur den Muskelaufbau behindern, es kann sogar zu ernstzunehmenden und fatalen gesundheitlichen Beschwerden führen, die unter allen Umständen vermieden werden sollten. Aber auch eine Überversorgung ist möglich – das ist jedoch im Regelfall nur dann der Fall, wenn ein Anwender zu viele Nahrungsergänzungsmittel dieses Nährstoffes zu sich nimmt. Eine Überversorgung rein über die Nahrungsaufnahme gilt als höchst unwahrscheinlich. Wahrscheinlicher ist dagegen die Unterversorgung, also eine Mangelerscheinung, welche vor allem bei einer einseitigen Ernährung oder vegetarisch bis vegan lebenden Personen auftreten kann.

Sportler und Athleten können aber unter Umständen einen erhöhten Bedarf bei einigen Vitaminen haben. Durch den Sport werden nämlich freie Radikale gebildet, für deren Abbau mitunter nicht genügen Antioxidantien zur Verfügung stehen. Eine erhöhte Zufuhr von Vitaminen kann diesen Abbau aber unterstützen. Außerdem haben Sportler auch einen erhöhten Energiestoffwechsel, welcher mit Vitaminen unterstützt werden sollte.

Vitamine werden unterschieden in fettlösliche und wasserlösliche Vitamine. Zu den fettlöslichen Vitaminen gehören die Vitamine A, D, E und K, welche über den Darm aufgenommen werden und ihren Ursprung in vielerlei pflanzlicher und auch tierischer Nahrungsprodukte finden. Fettlösliche Vitamine sind hitzebeständig, wasserlösliche jedoch nicht.

- **Vitamin A:** ist wichtig für die Sehkraft und zur Bildung von Wachstumshormonen, welche auch für den Muskelaufbau von großer Relevanz sind. Ein Mangel kann Sehstörungen hervorrufen und deinen Muskelaufbau entschleunigen. Dein Körper zieht das Vitamin A aus sekundären Pflanzenstoffen, den sogenannten Carotinen. Diese findest du zum Beispiel in Karotten oder roter Paprika.
- **Vitamin E:** unterstützt den Zellschutz. Ein Mangel führt zu Verdauungsproblemen und Beschwerden des Magen-Darm-Traktes. Vitamin E kannst du über Milchprodukte, Öle und Nüsse zu dir nehmen. Vitamin E kann darüber hinaus deine muskuläre Leistungsfähigkeit steigern.

- **<u>Vitamin D:</u>** Vitamin D ist ein ganz besonderes Vitamin. Es kann nämlich durch direkte Sonneneinstrahlung auf der Haut vom Körper selbst gebildet werden. 80 bis 90 Prozent des Gesamtbedarfs an Vitamin D kann bei ausreichender Sonneneinstrahlung daher von Körper selbst produziert werden. Im Winterhalbjahr oder bei mangelnder Sonneneinstrahlung kann der Bedarf mit Vitamin D haltigen Lebensmitteln, wie Fettfischen (Hering oder Makrele) ergänzt werden. Bei einem Mangel an Vitamin D leidet die Knochensubstanz und die Muskelkraft, außerdem wird die Produktion von Testosteron gehemmt.
- **<u>Vitamin K:</u>** ein Mangel an Vitamin K kann Blutgerinnungsstörungen hervorrufen. Den Ausgleich schafft grünes Blattgemüse.

Zu den wasserlöslichen Vitaminen zählen Vitamin C und Vitamin B. Sie weisen die Besonderheit auf, dass sie im Gegensatz zu den fettlöslichen Vitaminen bei einer Überdosierung nicht vom Körper gespeichert werden, sondern über die Nieren wieder ausgeschieden werden. Außerdem sind sie hitzeempfindlich, was impliziert, dass die entsprechenden Lebensmittel möglichst frisch verzehrt oder schonend gegart werden sollten.

- **<u>Vitamin B:</u>** tatsächlich sind die B Vitamine eine ganze Gruppe von Vitaminen. Von Vitamin B1 bis B12 gibt es verschiedene B Vitamine, welche das zentrale Nervensystem und den Stoffwechsel unterstützen. Ein Mangel äußert sich mittels unspezifischer Symptome, die von verlangsamtem Stoffwechsel bis hin zur Apathie führen können. Sportler klagen bei einem Mangel über schnellere Ermüdung und einen rapiden Leistungsabfall. Ein Mangel an B Vitaminen tritt häufig bei veganen Personen auf oder solchen, die sich sehr einseitig ernähren, da Vitamin B vor allem in Milchprodukten und Fisch anzutreffen ist.
- **<u>Vitamin C:</u>** der Unterstützer des Immunsystems. Tritt ein Vitamin C Mangel auf, so klagen Patienten über eine Immunschwäche, Infektanfälligkeit und Müdigkeit. Beuge einem Mangel vor, indem du reichlich frisches Obst (vor allem Zitrusfrüchte) zu dir nimmst. Ein guter Vitamin C Spiegel sorgt übrigens auch für eine deutlich schnellere Regeneration nach sportlicher Beanspruchung.

„Glaube, dass du kannst und du bist schon halb dort.“ – Greg Plitt

Mineralstoffe

„Der Mensch arbeitet immer für ein Ziel. Wer jedoch keine eigenen Ziele hat, arbeitet für die von Anderen." – Brian Tracy

Mineralstoffe sind anorganische Substanzen, wie etwa Magnesium, Jod, Zink oder Calcium. Die Mineralstoffe, welche der Körper in großen Mengen benötigt, werden auch Mengenelemente genannt. Es gibt jedoch auch Mineralien, welche in Kleinstmengen von unter 50 Milligramm pro Kilogramm Körpergewicht benötigt werden, diese werden dann Spurenelemente genannt. Eine Ausnahme gibt es jedoch auch hierbei: obwohl der Körper ungefähr 60 Milligramm pro Kilogramm Körpergewicht Eisen benötigt, wird das Element dennoch zu den Spurenelementen gezählt. Mineralien haben allesamt eines gemeinsam: sie sind für den menschlichen Körper essenziell und können vom Körper nicht selbst produziert werden. Aus diesem Grund müssen sie über die Nahrung aufgenommen werden.

Mineralien sorgen für einen gesunden Zellaufbau, sorgen somit für gesunde Knochen, Zähne und Gewebezellen. Einige Mineralstoffe übernehmen gleich mehrere Funktionen gleichzeitig. So ist Kalzium zum Beispiel nicht nur am Knochenaufbau beteiligt, sondern ebenfalls an der Blutgerinnung und dem Muskelaufbau.

Im Gegensatz zu den Vitaminen werden Mineralstoffe nicht in fett- und wasserlösliche Gruppen unterkategorisiert. Denn alle Mineralien sind ausnahmslos wasserlöslich. Um diese Mineralien also bestmöglich zu erhalten, sollten entsprechende Lebensmittel schonen gegart werden und frisch verzehrt werden.

Zu den Mengenmineralien zählen:

- **Kalium:** Kalium ist wichtig für den Muskelaufbau und auch -erhalt. Es erhält außerdem die Gewebespannung aufrecht. Ein Mangel führt zur Schwächung der Muskeln und sollte demnach vermieden werden. Auch Verdauungsstörungen bis hin zu Durchfall und Erbrechen können die Folge sein. Bananen, Kartoffeln, Spinat und frische Champignons enthalten jede Menge Kalium und sollten vor allem im Muskelaufbau regelmäßig auf deinem Speiseplan stehen.

- **Kalzium:** Kalzium ist ein wichtiger Faktor im Knochen- und Zahnaufbau. Tue deinen Knochen im Muskelaufbau etwas Gutes und unterstütze sie mit Milchprodukten, grünem Gemüse und Nüssen.
- **Magnesium:** Magnesium gilt als wohl das bekannteste Mineral, wenn es um den Muskelaufbau geht. Es ist von enormer Wichtigkeit in der Verarbeitung von aufgenommenem Eiweiß, welches wiederum für den Muskelaufbau unentbehrlich ist. Ein typisches Symptom für einen Mangel an Magnesium sind Muskelkrämpfe. Achte daher unbedingt darauf, dass du deinen Muskeln nicht schadest und ernähre dich ausgewogen mit Vollkornprodukten, Milchprodukten, Geflügel oder Nüssen. In diesen Lebensmitteln ist besonders viel Magnesium enthalten.
- **Natrium:** du bist häufig müde, abgeschlagen oder fühlst dich erschöpft? Ein Natriummangel könnte die Ursache sein. Beheben kannst du ihn, indem du reichlich Salz zu dir nimmst.

Und dann gibt es ja auch noch die Spurenelemente:

- **Eisen:** ein Eisenmangel stammt meist durch einseitige Ernährung oder Mangelernährung (Veganer, Untergewicht). Die Folge sind Infektanfälligkeit, Müdigkeit oder in Ernstfällen sogar Blutarmut. Tierische Produkte (allen voran Fleisch) enthalten Eisen und können einen Mangel beseitigen.
- **Jod:** einem Jodmangel folgt häufig eine Schilddrüsenerkrankung. Symptome könnten Kropfbildung, Entwicklungsstörungen oder Schilddrüsenüber- oder -unterfunktion sein. Seefisch und Jodsalz enthalten eine Menge Jod und können einem Mangel vorbeugen.
- **Kupfer:** Kupfer ist maßgeblich am körperlichen Wachstum des Menschen beteiligt. Er tritt häufig in Kombination mit einem Zinkmangel in Folge einer medikamentösen Behandlung auf, eine Mangelversorgung auf Grund der Ernährung gilt als unwahrscheinlich. Kupfer ist vor allem in Innereien, Fisch und Vollkornprodukten enthalten.
- **Selen:** ein Mangel an Selen gilt in Deutschland ebenfalls als höchst unwahrscheinlich. Das Spurenelement ist zu großen Mengen in Spargel und Fleisch enthalten.
- **Zink:** dieses Spurenelement ist für den Muskelaufbau ebenfalls von großer Relevanz. Es ist nämlich beteiligt an der Bildung des Wachstumshormons Insulin, aber auch der Synthese von Eiweiß. Greife daher auf zinkhaltige Lebensmittel zurück, wie zum Beispiel Fleisch, Milchprodukte und Vollkornlebensmittel.

„Es ist nicht wichtig, wie groß der erste Schritt ist, sondern in welche Richtung er geht.“ – Unbekannt

Obst und Gemüse

„Es gibt tausend Krankheiten, aber nur eine Gesundheit – drum schätze sie." – Ludwig Börne

Obst und Gemüse sollten als leckerer Ausgleich einen festen Platz in deinem Ernährungsplan haben. Einige Obst- und Gemüsesorten sind nicht nur lecker und gesund, sie können dir sogar im Muskelaufbau einen echten Mehrwert bieten und dich hier noch weiter unterstützen! Erfahre mithilfe unserer Checkliste, welche Obst- und Gemüsesorten bei deinem Einkauf fortan nicht mehr fehlen sollten:

Obst

- **Äpfel:** der enthaltene Naturfarbstoff Kreacitin wirkt sich positiv auf die Sauerstoffaufnahme aus und kann somit zu Leistungssteigerungen im Cardiobereich führen. Kreacitin kann außerdem die Regenerationszeit nach einer Beanspruchung verkürzen und nicht zuletzt enthalten Äpfel auch für den Muskelaufbau wichtige Aminosäuren.
- **Karotten:** die knackigen orangefarbenen Möhren können sich positiv auf die Ausschüttung des Wachstumshormons Testosteron auswirken.
- **Bananen:** der süßliche Energielieferant liefert dank seines hohen Kohlenhydratanteils im Nu jede Menge schnell verfügbare Energie und beinhaltet zudem Aminosäuren, welche sich positiv auf deinen Aufbau auswirken können. Nicht umsonst schwören Marathonläufer schon seit jeher auf die leckere gelbe Frucht.
- **Ananas:** die Ananas unterstützt dich vor allem in deiner Definitionsphase, da sie eine entwässernde Wirkung hat.
- **Melonen:** gekühlt sind sie der Hit in jedem Sommer, denn Wassermelonen sind lecker, süß und trotzdem äußerst kalorienarm. Sie löschen Durst und sind eine ideale Zwischenmahlzeit.

Gemüse

„Gesundheit ist nicht alles, aber ohne Gesundheit ist alles nichts." – Arthur Schopenhauer

Immer mehr Menschen gehen aus ethischen oder ökologischen Gründen dazu über, auf Fleisch oder gar jegliche tierische Produkte zu verzichten. Aber auch als Fleischesser gibt es neben dem Rindersteak noch deutlich mehr Optionen, seinen eigenen Muskelaufbau elementar zu unterstützen, sogar rein pflanzlich. Diese Gemüsesorten sind dir eine Hilfe im Muskelaufbau:

- **Brokkoli:** das wohl bekannteste Gemüse im Zusammenhang mit dem Muskelaufbau. Und das vollkommen zurecht! Denn Brokkoli enthält jede Menge Vitamin C, Kalium und Ballaststoffe, die dich langfristig satt halten.
- **Rüben:** Rübengemüse enthält jede Menge Antioxidantien und verhilft dem Körper so, die durch den Sport freigesetzten freien Radikale zu bekämpfen. Außerdem wirkt sich das Gemüse positiv auf das Herz-Kreislauf-System aus und verleiht dir somit mehr Kraft beim Training.
- **Erbsen:** lecker! Die kleinen grünen Kugeln liefern deinem Körper jede Menge Aminosäuren und Glutamin und verhelfen dir damit zu einer deutlich verkürzten Regenerationsphase nach dem Sport. Dazu kommt sogar noch, dass Erbsen ein großartiger Proteinlieferant sind und sich damit im Muskelaufbau gleich doppelt bewähren!
- **Spinat:** schon Popeye verkörperte einst, dass Muskelaufbau und Spinat in direktem Verhältnis zueinander stehen. Die Comicfigur sollte Recht behalten, denn Spinat ist reich an der Aminosäure Arginin, welche wiederum das menschliche Wachstumshormon HGH (Human Growth Hormon) produziert. Dem Zellwachstum kannst du somit dank des leckeren Gemüses einen kräftigen Schubs geben.

Superfoods

Wusstest du schon, dass bestimmte Lebensmittel und Gewürze deinem Körper mehr Vorteile bringen, als bei anderen, normalen Lebensmitteln üblich? Aus diesem Grund heißen sie auch „Super"foods – sie können eben mehr als ihre handelsüblichen Mitstreiter.

Superfoods haben häufig die Kraft, Krankheiten und Immunschwäche zu heilen, indem sie die Selbstheilungskräfte des Körpers aktivieren. Somit können sie deinen Körper in einem langwierigen Heilungsprozess zu unterstützen. Dies kann man auch auf den Muskelaufbau beziehen, da Superfoods dich hier unterstützen und die Rehabilitationsphase nach einem anstrengenden Training verkürzen können.

Wir stellen dir einige Superfoods vor, welche dir vor allem im Muskelaufbau einen echten Mehrwert bringen werden!

- **Spirulina**: hierbei handelt es sich um eine Alge, welche zu der Superfood Kategorie Green Foods gezählt wird. Die Wunderalge enthält ein hohes Maß an Protein und Aminosäuren, welche deinen Muskelaufbau bestmöglich unterstützen. Anwender berichten von einer verkürzten Rehabilisationszeit, weniger Muskelverspannungen und einer gelockerten Muskulatur.
- **Rote Beete:** die dunkelrote Rübe wirkt ähnlich wie ein naturbelassener Trainingsbooster. Sie steigert nämlich innerhalb kürzester Zeit deine sportliche Performance und verleiht dir eine bemerkenswerte Leistungssteigerung. Tipp: probiere doch einmal leckeren Rote Beete Saft!
- **Kurkuma:** das goldene Gewürz unterstützt deinen Körper im Prozess, verletzte Muskelfasern schneller zu heilen und verkürzt die Regenerationszeit zwischen zwei anstrengenden Trainingseinheiten immens. Schmeckt besonders gut im Porridge oder als beliebte „goldene Milch".
- **Açaí:** mit dieser dunkelroten Beere startest du garantiert munter und fit in den Tag. Sie liefert dir sofort verfügbare Energie und jede Menge Antioxidantien. Darüber hinaus ist Açaí als Püree, wie es häufig im Supermarkt erhältlich ist, auch gut für die Verdauung und verdammt lecker!

Und apropos lecker… nun kommen wir zu unseren 222 Express Muskelaufbau Rezepten! Hier ist für jeden Geschmack etwas dabei. Egal ob vegetarisch, vegan oder fleischliebend. Egal ob süß oder salzig. Und das beste daran? Alle Gerichte lassen sich garantiert mit deinem Ziel vereinbaren, sei es die Abnahme von Körperfett oder auch die Zunahme von Muskulatur.

Zu jedem Gericht findest du die benötigten Inhalte, die Nährwerte (pro Portion!) und eine übersichtliche Kochanweisung. Die Gerichte, welche für mehr als zwei Portionen deklariert sind, schmecken auch am nächsten Tag noch wunderbar und eignen sich daher auch als Mealprep. Probiere es aus – guten Appetit!

„Was mich nicht umbringt, macht mich stärker.“ – Friedrich Nietzsche

FRÜHSTÜCK

Blaubeerjoghurt mit Nuss

ERGIBT	2 PORTIONEN
100g	Blaubeeren
25g	Pekannüsse
1	Banane
250g	Griech. Joghurt

300	Kalorien
17g	Kohlenhydrate
9g	Proteine
22g	Fette

1. Großteil der Nüsse hacken, Banane in Scheiben schneiden. Teil der Bananenscheiben, restliche Nüsse und einen Teil der Blaubeeren beiseitelegen.
2. Joghurt, Beeren, Banane und gehackte Nüsse in einem Behältnis schichten.
3. Mit den restlichen Bananen, Beeren und Nüssen verzieren.

Zubereitungszeit: ca. 10 Minuten

FRÜHSTÜCK

Rührei-Lachs-Schnitte

ERGIBT 2 PORTIONEN

4	Eier
1,5 EL	Fettarme Milch
1 EL	Pflanzenöl
2	Scheiben Vollkornbrot
100gr	Räucherlachs
5g	Schnittlauch

372	Kalorien
14g	Kohlenhydrate
27g	Proteine
23g	Fette

1. Eier und Milch verquirlen. Nach Belieben würzen.
2. Pflanzenöl in der Pfanne erhitzen, Eiergemisch hinzugeben und 15 Sekunden stocken lassen. Dann unter dauerhaftem Rühren garen.
3. Schnittlauch waschen und schneiden, teilweise unter das Rührei mischen.
4. Vollkornbrot mit Räucherlachs belegen, restlichen Schnittlauch als Garnitur verwenden.

Zubereitungszeit: circa 10 Minuten

Overnight Oats mit Blaubeeren

Ergibt 2 Gläser

6 EL	Haferflocken
1 EL	Mandeln
100ml	Fettarme Milch
8 EL	Skyr
1 TL	Honig
50gr	Blaubeeren

586	Kalorien
70g	Kohlenhydrate
22g	Proteine
26g	Fette

1. Vermenge die Haferflocken mit den Mandeln in einem Glas. Bedecke die Zutaten mit Milch.
2. Vermenge Skyr und Honig miteinander und gib das Gemisch ebenfalls in das Glas. Lasse alles zusammen über Nacht im Kühlschrank ruhen.
3. Wasche die Blaubeeren und gib sie frisch auf deine Overnight Oats. Guten Appetit!

Zubereitungszeit: circa 5 Minuten zzgl. nächtlicher Ziehzeit

Protein Waffeln

FRÜHSTÜCK

ERGIBT	8 – 10 WAFFELN
500gr	Magerquark
300gr	Gemahlene Mandeln
100ml	Fettarme Milch
4	Eier
80gr	Proteinpulver Vanille
½ Pck	Backpulver

527	Kalorien
17g	Kohlenhydrate
74g	Proteine
16g	Fette

1. Vermenge die Zutaten miteinander. Rühre, bis ein glatter Teig entsteht.
2. Das Waffeleisen aufheizen und mit Margarine leicht einfetten.
3. Die Waffeln im Waffeleisen backen, bis sie eine goldbraune Farbe annehmen.

Zubereitungszeit: circa 10 Minuten zzgl. individueller Backzeit

FRÜHSTÜCK

Sättigender Eiweiß Smoothie

ERGIBT 1 GR. PORTION

1	Banane
150gr	Erdbeeren
300gr	Magerquark
25gr	Proteinpulver Vanille

482	Kalorien
59g	Kohlenhydrate
60g	Proteine
2g	Fette

1. Gib alle Zutaten gemeinsam in einen Mixer oder Smoothiemaker und vermenge sie, bis die gewünschte Konsistenz erreicht ist. Bei Bedarf kannst du den Drink mithilfe von Wasser verflüssigen.

Zubereitungszeit: circa 3 Minuten

Baked Beans Bread

ERGIBT	2 PORTIONEN
1	Zwiebel
2EL	Olivenöl
1EL	Tomatenmark
1 Dose	Geh. Tomaten
1TL	Agavendicksaft
1 Dose	Weiße Bohnen
50g	Feta
4	Vollkorntoastscheiben

460	Kalorien
64g	Kohlenhydrate
25g	Proteine
16g	Fette

1. Knoblauch und Zwiebel hacken, mit Olivenöl dünsten. Tomatenmark hinzugeben, mit Tomaten löschen und würzen. Agavendicksaft unterrühren.
2. Feta zerbröseln und Bohnen im Sieb abtropfen lassen. Dann die Bohnen in dem Tomatenmix geben und fünf Minuten kochen.
3. Toastscheiben rösten.
4. Toast mit Tomaten-Bohnen-Mix belegen und mit Feta toppen.

Zubereitungszeit: circa 10 Minuten

Protein Pancakes

ERGIBT 1 GR. PORTION

60g	Haferflocken
25g	Proteinpulver Vanille
120ml	Fettarme Milch
½ TL	Backpulver
½ TL	Pflanzenöl
50g	Banane

435	Kalorien
61g	Kohlenhydrate
25g	Proteine
10g	Fette

1. Mische alle Zutaten mit einem Rührgerät, bis eine weiche Masse entsteht.
2. Gib etwas Öl in eine Pfanne.
3. Backe den Teig etwa zwei Minuten von jeder Seite auf der mittleren Stufe in der Pfanne an.

   Tipp: belege deine Protein Pancakes nach Belieben mit frischem Obst oder magerem Joghurt.

Zubereitungszeit: circa 10 Minuten zzgl. individueller Backzeit

Tomaten-Bohnen-Toast

FRÜHSTÜCK

ERGIBT 2 PORTIONEN

1	Knoblauchzehe
1kl.	Zwiebel
1EL	Olivenöl
1EL	Tomatenmark
1	Dose stückige Tomaten
425g	Weiße Bohnen
50g	Feta
4	Scheiben Vollkorntoast

460	Kalorien
64g	Kohlenhydrate
25g	Proteine
16g	Fette

1. Knoblauch und Zwiebel schälen und fein zerhacken, mit etwas Olivenöl in einer Pfanne dünsten. Tomatenmark hinzugeben, kurz aufkochen lassen.
2. Dosentomaten hinzugeben, nach Belieben würzen, 10 Minuten einkochen lassen.
3. Bohnen abtropfen und zur Tomatenmasse hinzugeben, weiter fünf Minuten einkochen.
4. Vollkorn oder High Protein Toast toasten.
5. Toastscheiben mit Tomaten-Bohnen-Mix belegen. Feta zerbröseln und als Topping auf die Toastscheiben geben.

Zubereitungszeit: circa 15 Minuten

Schinken-Pesto-Baguette

FRÜHSTÜCK

ERGIBT 1 PORTION

1	Vollkornbaguette
2TL	Grünes Pesto
2	Eisbergsalatblätter
30g	Feta
2	Scheiben Parmaschinken

460	Kalorien
1g	Kohlenhydrate
12g	Proteine
21g	Fette

1. Baguette aufschneiden und mit Pesto bestreichen.
2. Salat waschen, trocknen und auf das Brot legen.
3. Fetakäse zerbröseln.
4. Baguette mit Schinken und Feta belegen.

Zubereitungszeit: circa 5 Minuten

Tomate-Mozzarella-Omelette

FRÜHSTÜCK

ERGIBT 2 PORTIONEN

4	Eier
200g	Tomaten
1	Mozzarella
60ml	Fettarme Milch
2TL	Petersilie
2TL	Butter

120	Kalorien
1g	Kohlenhydrate
12g	Proteine
21g	Fette

Zubereitungszeit: circa 10 Minuten

1. Tomaten zerhacken, Mozzarella in Scheiben schneiden.
2. Eier mit fettarmer Milch vermengen, Hälfte der Petersilie unterrühren.
3. Eigemisch in vorgeheizte Pfanne mit Butter geben und stocken lassen. Bei Bedarf einmal wenden.
4. Ei mit Mozzarellascheiben und gehackten Tomaten belegen, nach Belieben würzen und mit Deckel weitere 5 Minuten bei mittlerer Hitze stocken lassen.
5. Restliche Petersilie als Topping hinzugeben.

FRÜHSTÜCK

Protein Porridge

ERGIBT 2 PORTIONEN

100g Haferflocken

400ml Wasser oder fettarme Milch

60g Proteinpulver Vanille

1EL Honig

1. Alle Zutaten in einen Kochtopf geben.
2. Die Masse unter ständigem Rühren bei mittlerer Hitze aufkochen lassen.
3. Nach Belieben mit Obst oder Nüssen genießen.

Tipp: du kannst wählen zwischen Wasser oder fettarmer Milch, je nachdem wie kalorienarm du dein Porridge gern hättest.

295 Kalorien

32g Kohlenhydrate

31g Proteine

4g Fette

Zubereitungszeit: circa 10 Minuten

Apfel-Zimt-Frühstücksbrei

ERGIBT 2 PORTIONEN

80g	Schmelzflocken
50g	Proteinpulver Vanille
2	Äpfel
300ml	Apfelsaft
½ TL	Zimt

378	Kalorien
58g	Kohlenhydrate
26g	Proteine
4g	Fette

1. Vermenge die Schmelzflocken und das Proteinpulver mit dem Apfelsaft in einer großen Schüssel.
2. Teile den Apfel in zwei Hälften. Zerkleinere die eine Hälfte und rühre sie unter den Brei. Würze den Brei nach Belieben mit Zimt.
3. Schneide die andere Apfelhälfte in Scheiben und dekoriere dein Frühstück damit.

Zubereitungszeit: circa 5 Minuten

Omelettröllchen mit Lachs

ERGIBT	2 - 3 PORTIONEN
5	Eier
1	Handvoll Tomaten
100g	Räucherlachs
40g	Rucola
200g	Frischkäse
	Wasser

452	Kalorien
9g	Kohlenhydrate
45g	Proteine
25g	Fette

1. Heize den Backofen auf 200°C vor.
2. Trenne die Eier, verrühre die Eigelbe mit einem Schluck Wasser und Gewürzen nach Wahl.
3. Hacke die Hälfte des Rucolas klein und rühre es unter.
4. Schlage das Eiweiß mit etwas Salz steif. Hebe es unter die Eigelbmasse.
5. Verteile die Masse auf einem mit Backpapier ausgelegten Backblech. Backe sie für 12 Minuten.
6. Stürze die Masse auf ein Geschirrtuch, ziehe das Backpapier ab. 15 Minuten auskühlen lassen.
7. Tomaten hacken, Räucherlachs in Stücke schneiden.
8. Sobald der Teig ausgekühlt ist, bestreiche ihn mit Frischkäse und gib den Lachs, die Tomaten und den restlichen Rucola darauf.
9. Rolle die Masse nun mithilfe des Geschirrtuchs zu einer Rolle ein und schneide dir einzelne Stücke ab.

Zubereitungszeit: circa 15 Minuten zzgl. Back- und Kühlzeit

FRÜHSTÜCK

Protein Milchreis

ERGIBT 1 GR. PORTION

100g	Ungekochten Milchreis
30g	Proteinpulver Vanille
500ml	Wasser

1. Wasser und Milchreis in einem Topf zusammen bei mittlerer Stufe etwa 15 Minuten kochen. Dabei häufig umrühren, sonst brennt er dir an!
2. Wird der Reis weicher, gib das Proteinpulver hinzu.
3. Bei Bedarf nach Belieben mit Toppings belegen.

466	Kalorien
80g	Kohlenhydrate
32g	Proteine
1g	Fette

Zubereitungszeit: circa 20 Minuten

Frühstück

High Protein Fitnessbrei

Ergibt 1 Gr. Portion

250g	Magerquark
100g	Haferflocken
50g	Rosinen
30g	Proteinpulver Vanille
	Wasser

800	Kalorien
110g	Kohlenhydrate
68g	Proteine
10g	Fette

1. Magerquark mit etwas Wasser verrühren.
2. Restliche Zutaten hinzugeben und untermengen.
3. Nach Belieben mit frischem Obst genießen!

Zubereitungszeit: circa 5 Minuten

FRÜHSTÜCK

Toast Hawaii

ERGIBT 2 PORTIONEN

4 Scheiben Vollkorntoast

100g Putenschinken

4 Ananasscheiben

60g Käse

400 Kalorien

42g Kohlenhydrate

42g Proteine

7g Fette

1. Vollkorntoastscheiben mit Schinken belegen, Ananasscheibe darauflegen und zuletzt eine Scheibe Käse als Topping verwenden.
2. Im vorgeheizten Backofen etwa 15 Minuten bei 200°C backen und warm genießen.

Zubereitungszeit: circa 5 Minuten zzgl. Backzeit

Acai-Bowl

FRÜHSTÜCK

ERGIBT 2 PORTIONEN

3	Bananen
1 EL	Acai Pulver
1 TL	Mandelmus
50g	Heidelbeeren

261	Kalorien
38g	Kohlenhydrate
4g	Proteine
8g	Fette

1. Bananen schälen und einfrieren.
2. Wenn die Bananen eingefroren sind, dann klein schneiden und mit Heidelbeeren und Mandelmus zu einer Masse mixen.
3. Acai Pulver hinzufügen und erneut vermischen.
4. Nach Bedarf mit weiterem Obst oder Kokosflocken belegen.

Zubereitungszeit: circa 5 Minuten zzgl. Gefrierzeit

Erdnussbutter-Bananen-Shake

FRÜHSTÜCK

ERGIBT 2 PORTIONEN

2	Bananen
2EL	Erdnussbutter
500ml	Mandelmilch
2TL	Kakaopulver

278	Kalorien
33g	Kohlenhydrate
7g	Proteine
11g	Fette

1. Alle Zutaten gleichzeitig in einen Smoothiemaker oder Mixer geben und auf hoher Stufe verrühren, bis ein cremiger Shake entsteht.
2. Nach Belieben mit Kakaopulver dekorieren und kalt genießen!

Zubereitungszeit: circa 5 Minuten

FRÜHSTÜCK

Bananenbrot mal anders

ERGIBT	6 - 8 PORTIONEN
1	Banane
2EL	Magerquark
1TL	Chiasamen
1TL	Agavendicksaft
Etwas	Limettensaft
2 Sch.	Vollkornbrot

150	Kalorien
27g	Kohlenhydrate
8g	Proteine
1g	Fette

1. Quark mit Großteil der Chiasamen, etwas Salz, Agavendicksaft und Spitzer Limettensaft verrühren.
2. Banane in Scheiben teilen.
3. Brot mit Quarkgemisch bestreichen und mit Banane belegen.
4. Restliche Chiasamen und etwas Agavendicksaft als Topping verwenden.

Zubereitungszeit: circa 5 Minuten

Protein Chiapudding

FRÜHSTÜCK

ERGIBT	2 PORTIONEN
200g	Griech. Joghurt
150g	Magerquark
2TL	Kokosblütenzucker
60g	Proteinpulver Vanille
2EL	Chiasamen

307	Kalorien
17g	Kohlenhydrate
40g	Proteine
8g	Fette

1. Vermische alle Zutaten miteinander.
2. Nun mixe die Zutaten solange, bis eine cremige Substanz gegeben ist (etwa fünf Minuten).
3. Garniere deinen Pudding nach Belieben mit weiteren Chiasamen oder Obst.

Zubereitungszeit: circa 7 Minuten

Frühstück

Sommerliche Himbeer-Joghurt Bowl

Ergibt 6 - 8 Portionen

300ml	Wasser
200g	Himbeeren gefroren
150g	Naturjoghurt fettarm
60g	Proteinpulver Himbeer

290	Kalorien
25g	Kohlenhydrate
28g	Proteine
3g	Fette

1. Alle Zutaten in den Smoothiemaker oder Mixer geben und miteinanander zu einer flüssig-cremigen Masse vermengen.
2. Frisch verzehren, gegebenenfalls mit frischem Obst oder Kokosflocken dekorieren.

Zubereitungszeit: circa 7 Minuten

Hirseporridge

ERGIBT 2 PORTIONEN

120g Hirse

350ml Mandeldrink

1Pck Vanillezucker

8 Feigen

2EL Chiasamen

Zimt

230 Kalorien

38g Kohlenhydrate

6g Proteine

4g Fette

1. Hirse waschen, dann in einem Topf mit Mandeldrink, Vanillezucker, etwas Zimt und Salz zum Kochen bringen. Dann 5 Minuten köcheln und im Anschluss 10 Minuten quellen lassen.
2. In der Zwischenzeit die gewaschenen Feigen in Spalten schneiden.
3. Porridge in Schüsseln geben, mit Feigen belegen und mit Chiasamen dekorieren.

Zubereitungszeit: circa 15 Minuten

Pudding Oats

FRÜHSTÜCK

ERGIBT 1 GR. PORTION

50g Haferflocken

250ml Fettarme Milch

250ml Wasser

2 EL Dunkle Schokolade

150g Magerquark

1Pck Puddingpulver

Süßungsmittel (Xylit)

384 Kalorien

49g Kohlenhydrate

29g Proteine

8g Fette

1. Gib die Milch und das Wasser in einen Topf und bringe es zusammen zum Kochen.
2. Verrühre das Puddingpulver in einer separaten Schüssel mit etwas von dem Milch-Wasser-Gemisch.
3. Rühre die Haferflocken im Topf unter, sobald das Milch-Wasser-Gemisch kocht.
4. Rühre nun das Puddingpulvergemisch ebenfalls im Topf unter und lasse alles zusammen kurz aufkochen.
5. Gib nun den Magerquark hinzu, süße ggf. etwas nach und lasse es abkühlen.

Tipp: Pudding Oats schmecken warm und kalt wunderbar.

Zubereitungszeit: circa 10 Minuten

Sättigender Obstsalat

Frühstück

Ergibt 2 Portionen

1	Kiwi
¼	Ananas
1	Mango
1	Orange
1	Grapefruit
1	Granatapfel
50g	Physalis
1	Banane
1	Apfel
50g	Walnusskerne

290	Kalorien
52g	Kohlenhydrate
4g	Proteine
6g	Fette

Zubereitungszeit: circa 10 Minuten

1. Früchte schälen und in mundgerechte Stücke zerteilen.
2. Nüsse ebenfalls zerkleinern.
3. Alles in einer Schüssel vermengen. Wer mag, kann das Ganze noch mit Xylit oder Agavendicksaft süßen.

Haselnuss-Crème Aufstrich

ERGIBT 2 PORTIONEN

2EL	Haselnussmus
2EL	Proteinpulver Schoko
1TL	Kakaopulver
2EL	Mandelmilch
1TL	Xylit

90	Kalorien
2g	Kohlenhydrate
5g	Proteine
7g	Fette

1. Verrühre einfach alle Zutaten akkurat mit einem Schneebesen.
2. Genieße die Creme als süßes Topping für Pancakes oder Low Carb Brot!

Zubereitungszeit: circa 5 Minuten

FRÜHSTÜCK

Pochiertes Ei

ERGIBT 2 PORTIONEN

2	Eier
6	Scheiben Speck
1TL	Schnittlauch
2 EL	Dunkle Schokolade
1	Schuss Essig

173	Kalorien
5g	Kohlenhydrate
13g	Proteine
11g	Fette

1. Koche Wasser in einem Topf auf, würze es mit einem Schuss Essig.
2. Nimm einen Löffel zur Hilfe und erzeuge einen Strudel im kochenden Wasser, schlage währenddessen nacheinander die Eier hinein.
3. Lass die Eier 3 Minuten pochieren.
4. Brate währenddessen den Speck ohne Fett knusprig.
5. Genieße den knusprigen Speck zusammen mit dem leckeren pochierten Ei!

Zubereitungszeit: circa 5 Minuten

FRÜHSTÜCK

Gemüsepfanne mit Ei

ERGIBT	2 PORTIONEN
4	Eier
100g	Rote Paprika
100g	Grüne Paprika
100g	Zwiebel
100g	Zucchini
2TL	Pflanzenöl

370	Kalorien
30g	Kohlenhydrate
19g	Proteine
16g	Fette

1. Wasche das Gemüse, schneide es anschließend in Würfel.
2. Erhitze das Öl in der Pfanne und gib die Gemüsewürfel hinzu. Würze das Gemüse nach Bedarf und schmore es fünf Minuten an, bis es weich ist.
3. Verquirle die Eier in einer separaten Schüssel und rühre sie unter das Gemüse, bis das Ei fest wird.
4. Wer möchte, kann sich Vollkornbrot dazunehmen.

Zubereitungszeit: circa 15 Minuten

FRÜHSTÜCK

ERGIBT 2 PORTIONEN

1	Avocado
2	Eier
2	Vollkorntoastscheiben

294	Kalorien
22g	Kohlenhydrate
11g	Proteine
18g	Fette

Avocado-Ei-Sandwich

1. Schneide die Avocado in der Mitte durch und trenne den Kern heraus.
2. Lege die Avocado Hälften mit der Schale nach unten in eine Pfanne, sodass die Höhle vom Kern nach oben ragt.
3. Schlage die Eier auf und gebe sie in die Kernlöcher.
4. Platziere einen Deckel auf die Pfanne und erhitze die Pfanne 5-7 Minuten bei mittlerer Hitze, bis das Ei gestockt ist.
5. Würze das Ei und genieße dazu eine Scheibe Vollkorntoast.

Zubereitungszeit: circa 10 Minuten

Haferflocken-Waffeln

FRÜHSTÜCK

ERGIBT 2 PORTIONEN

100g	Haferflocken
3	Eier
1TL	Fruchtzucker
30g	Rosinen
30g	Mandelhack

447	Kalorien
41g	Kohlenhydrate
22g	Proteine
20g	Fette

1. Gib die Eier in eine Schüssel und vermische sie mit dem Fruchtzucker.
2. Rühre die Haferflocken, die Rosinen und die Mandeln unter.
3. Erhitze das Waffeleisen und backe die Waffeln gemäß Herstellerangaben goldbraun an.

Zubereitungszeit: circa 8 Minuten zzgl. individueller Backzeit

Chili Con Carne

Mittag/Abend

Ergibt 2 Portionen

120g	Vollkornreis
250g	Rinderhackfleisch
2	Dosen Kidneybohnen
2	Dosen gehackte Tomaten
1	Zwiebel
2	Kleine Chilischoten
2	Knoblauchzehen
2EL	Tomatenmark
2EL	Olivenöl

612	Kalorien
62g	Kohlenhydrate
38g	Proteine
25g	Fette

1. Koche den Reis gemäß der Verpackung.
2. Schäle parallel Zwiebel und Knoblauch und hacke sie mitsamt der Chili klein.
3. Erhitze etwas Olivenöl in einem Topf, welchem du das Gemüse und das Hackfleisch zugibst. Brate das Gemisch so lang, bis das Hackfleisch eine braune Farbe annimmt.
4. Tropfe die Bohnen ab und gib sie zusammen mit den gehackten Tomaten und dem Tomatenmark in den Topf hinein.
5. 15 Minuten köcheln lassen, dabei hin und wieder umrühren.
6. Genieße deine Mahlzeit zusammen mit dem Reis.

Zubereitungszeit: circa 20 Minuten

Hack-Reis-Pfanne

MITTAG/ABEND

ERGIBT 2 PORTIONEN

100g	Reis
300g	Rinderhackfleisch
2	Rote Paprika
200g	Lauch
2EL	Sojasauce
1EL	Olivenöl

500	Kalorien
39g	Kohlenhydrate
31g	Proteine
28g	Fette

1. Koche den Reis gemäß der Packungsanweisung.
2. Erhitze etwas Öl in einer Pfanne und brate das Hackfleisch, bis es braun wird.
3. Wasche das Gemüse und schneide es in mundgerechte Stücke. Brate es zusammen mit dem Hackfleisch etwa 10 Minuten an.
4. Rühre zum Schluss etwas Sojasauce unter und würze das Gericht nach Belieben.

Zubereitungszeit: circa 15 Minuten

Saftiges Steak

MITTAG/ABEND

ERGIBT 2 PORTIONEN

2 Steaks

2 Zweige Rosmarin

4 Knoblauchzehen

298 Kalorien

3g Kohlenhydrate

44g Proteine

12g Fette

1. Würze das Steak nach Bedarf und brate es mitsamt des Knoblauchs in einer heißen Pfanne für drei Minuten auf jeder Seite an.
2. Wickle das Steak in Alufolie ein und gib einen Zweig Rosmarin hinzu.
3. Lege das Steak nun in den auf 90°C vorgeheizten Ofen und lasse es 10 Minuten ruhen.
4. Fertig. Dazu schmeckt Brokkoli oder buntes Gemüse.

Zubereitungszeit: circa 15 Minuten

MITTAG/ABEND

Penne Avocado

ERGIBT	2 PORTIONEN
20g	Pinienkerne
100g	Cherrytomaten
150g	Nudeln
1	Knoblauchzehe
½	Zitrone
1	Avocado
1EL	Olivenöl

635	Kalorien
58g	Kohlenhydrate
15g	Proteine
36g	Fette

1. Nudeln gemäß der Verpackungsanweisung kochen.
2. Pinienkerne rösten, dann beiseite stellen.
3. Tomaten halbieren. Knoblauch fein hacken, Zitronensaft pressen.
4. Fruchtfleisch aus der Avocado lösen, zusammen mit Knoblauch, Zitronensaft, Olivenöl und 1EL Wasser pürieren und würzen.
5. Nudeln abgießen, etwas Nudelwasser behalten. Alles in einen Topf geben und mit etwas Nudelwasser verflüssigen.

Zubereitungszeit: circa 15 Minuten

Fleischspieße

MITTAG/ABENDESSEN

ERGIBT 2 PORTIONEN

500g	Schweinegulasch
2	Rote Paprika
2	Zwiebeln
2EL	Olivenöl

489	Kalorien
56g	Kohlenhydrate
54g	Proteine
56g	Fette

1. Fleisch würzen, auf Spieße stecken und anbraten.
2. Gemüse in mundgerechte Stücke teilen und zu den Spießen in die heiße Pfanne geben und braten.
3. Zusammen servieren.

Zubereitungszeit: circa 15 Minuten

MITTAG/ABEND

ERGIBT 2 PORTIONEN

2	Zucchini
200g	Cherrytomaten
125g	Minimozzarella
150g	Gebratene Hähnchenbrust
2	Hände Rucola
20g	Pinienkerne
3EL	Balsamico
3EL	Kürbiskernöl
6	Basilikumblätter

415	Kalorien
13g	Kohlenhydrate
33g	Proteine
25g	Fette

Salat Caprese

1. Gemüse waschen. Tomaten vierteln, Zucchini mit Spiralschneider in Zoodles formen.
2. Mozzarella halbieren, Hähnchenbrust mundgerecht schneiden. Alle bisherigen Zutaten in eine Schüssel geben.
3. Salat mit Pinienkernen und Rucola toppen.
4. Balsamico und Kürbiskernöl würzen, gehackten Basilikum unterheben. Dressing bei Verzehr über den Salat geben.

Zubereitungszeit: circa 8 Minuten

MITTAG/ABEND

Zoodles an Hackkäsesauce

ERGIBT 2 PORTIONEN

500g Rinderhackfleisch

4 Frühlingszwiebeln

100ml Hühnerbrühe

200g Frischkäse

2 Zucchini

1003 Kalorien

15g Kohlenhydrate

75g Proteine

74g Fette

1. Zucchini schälen und spiralisieren.
2. Hackfleisch anbraten, geschnittene Frühlingszwiebeln hinzugeben. Wenn gar, dann mit Brühe ablöschen.
3. Frischkäse hinzugeben. Drei Minuten einkochen. Nach Belieben würzen.

Zubereitungszeit: circa 15 Minuten

Hühnerbrust an Kaisergemüse

MITTAG/ABENDESSEN

ERGIBT 2 PORTIONEN

500g Hähnchenbrust

300g TK-Kaisergemüse

200g Reis

573 Kalorien

40g Kohlenhydrate

64g Proteine

16g Fette

1. Hühnerbrust scharf anbraten und würzen.
2. Kaisergemüse erwärmen und Reis parallel kochen.
3. Alles zusammen servieren.

Zubereitungszeit: circa 15 Minuten

Mittag/Abendessen

Ergibt	2 Portionen
100g	Kichererbsen
100g	Grüne Erbsen
3TL	Petersilie
10g	Paniermehl
50g	Mais
5EL	Kokosöl
1	Zwiebel
1	Tomate
15g	Cashewnüsse
1EL	Tomatenmark
1EL	Balsamico
½	Avocado

567	Kalorien
25g	Kohlenhydrate
11g	Proteine
45g	Fette

Gemüsebällchen

1. Gewaschene Erbsen und Kichererbsen gemeinsam zerdrücken. Mit Paniermehl und Petersilie vermengen. Mais unterkneten, dann würzen.
2. Etwa zehn kleine Bälle formen.
3. Bälle in einer Pfanne mit Kokosöl braten.
4. Tomate und Zwiebel zerkleinern. Bällchen der Pfanne entnehmen, Zwiebel und Tomate stattdessen hineingeben.
5. Gedünstete Zwiebel, Tomate, halbe Avocado, Cashewkerne und Balsamico würzen und miteinander pürieren.
6. Gemüsebällchen mit Dipp genießen.

Zubereitungszeit: circa 15 Minuten

MITTAG/ABENDESSEN

Erdnuss-Hähnchen

ERGIBT	2 PORTIONEN
400g	Hähnchenfilet
3EL	Reisessig
2EL	Sojasauce
2	Lauchzwiebeln
½	Ingwer
½	Chili
50g	Getr. Pflaumen
2EL	Rapsöl
40g	Erdnüsse

500	Kalorien
20g	Kohlenhydrate
48g	Proteine
24g	Fette

1. Fleisch in mundgerechte Stücke schneiden und mit 1EL Reisessig und 1EL Sojasauce marinieren.
2. Lauchzwiebeln und Pflaumen grob schneiden, Ingwer und Chili sehr fein hacken.
3. Chili in einer Pfanne rösten, herausnehmen und dann Fleisch in Öl anbraten und würzen. Alle anderen Zutaten und 100ml Wasser hinzugeben und miteinander kurz einkochen.

Zubereitungszeit: circa 15 Minuten

MITTAG/ABENDESSEN

ERGIBT 2 PORTIONEN

500g Bohnen

500g Rinderhackfleisch

300g Champignons

1 Zwiebel

2 Knoblauchzehen

100g Getrocknete Tomaten

1 EL Olivenöl

1 Ei

395 Kalorien

13g Kohlenhydrate

47g Proteine

16g Fette

Bohnen-Hack-Pfanne

1. Hack mit halber Zwiebel, Knoblauch und Ei vermischen. Würzen und zu Bällchen formen.
2. Bällchen anbraten, bis gar.
3. Bohnen kochen, dann mit Pilzen, getrockneten Tomaten, restlicher Zwiebel und Knoblauch in eine Pfanne geben und braten. Nach Belieben würzen.
4. Hackbällchen auf Bohnenpfanne servieren.

Zubereitungszeit: circa 20 Minuten

Chicken-Rotkohl-Senf

Mittag/Abendessen

Ergibt 2 Portionen

400g	Hühnerbrust
300g	Rotkohl
6TL	Senf
2	Knoblauchzehen
2EL	Gemüsebrühe
4TL	Essig

192	Kalorien
15g	Kohlenhydrate
12g	Proteine
21g	Fette

1. Knoblauch hacken und in Gemüsebrühe kochen.
2. Rotkohl und Essig hinzugeben, würzen und garen.
3. Parallel Hähnchenbrust würzen, Senf hinzugeben und braten.
4. Alles zusammen servieren.

Zubereitungszeit: circa 15 Minuten

MITTAG/ABENDESSEN

Schupfnudelpfanne

ERGIBT 4 PORTIONEN

3	Karotten
100g	Rosenkohl
200g	Champignons
1	Paprika
300g	Schupfnudeln
1	Zwiebel
50ml	Kochsahne light
100g	Fetakäse

550	Kalorien
86g	Kohlenhydrate
22g	Proteine
15g	Fette

1. Gemüse - außer Rosenkohl – zerteilen und anbraten. Wenn weitestgehend gar, dann Rosenkohl unterheben.
2. Schupfnudeln hinzugeben und fünf Minuten anbraten.
3. Würzen, zerkleinerten Fetakäse dazugeben.
4. Mit Kochsahne löschen und kurz aufkochen lassen.

Zubereitungszeit: circa 15 Minuten

Kohlrabitaler mit Hack

MITTAG/ABENDESSEN

ERGIBT 2 PORTIONEN

600g Kohlrabi

1EL Butter

500g Rinderhackfleisch

1Dose Gehackte Tomaten

1EL Tomatenmark

2EL Frischkäse

653 Kalorien

20g Kohlenhydrate

55g Proteine

37g Fette

1. Hackfleisch anbraten, dann Tomaten, Tomatenmark und Frischkäse hinzugeben.
2. Mindestens 20 Minuten, besser aber länger einkochen lassen.
3. Kleingeschnittene Kohlrabi weich kochen, dann mit Butter in einer Pfanne anbraten. Nach Belieben würzen.

Zubereitungszeit: circa 15 Minuten zzgl. individueller Kochzeit

MITTAG/ABENDESSEN

Pasta Chicken

ERGIBT	6 - 8 PORTIONEN
2	Hähnchenschenkel
200g	Vollkornnudeln
1	Dose Tomaten
200g	TK-Erbsen
2	Knoblauchzehen
1 EL	Olivenöl
1	Zwiebel

467	Kalorien
48g	Kohlenhydrate
30g	Proteine
16g	Fette

1. Knoblauch und Zwiebel hacken, dann in einem Topf mit Öl mitsamt der Hähnchenschenkel anbraten. Würzen.
2. Dose Tomaten hinzugeben und 10 Minuten einkochen.
3. Nudeln hinzugeben, ausreichend Wasser aufgießen und kochen lassen, bis Nudeln weich sind. TK-Erbsen hinzugeben.
4. Gegebenenfalls etwas Flüssigkeit abgießen.

Zubereitungszeit: circa 20 Minuten

MITTAG/ABENDESSEN

ERGIBT 2 PORTIONEN

550g	Kartoffeln
350g	Zucchini
150g	Karotten
5	Bockwurst light
500ml	Gemüsebrühe

493	Kalorien
37g	Kohlenhydrate
27g	Proteine
24g	Fette

Gemüseeintopf

1. Gewaschenes Gemüse und Würstchen in mundgerechte Stücke teilen.
2. Mit Gemüsebrühe einkochen, bis das Gemüse weich und gar ist.
3. Nach Belieben würzen.

Zubereitungszeit: circa 20 Minuten

Puten-Chili

Mittag/Abendessen

Ergibt	2 Portionen
350g	Gehackte Tomaten
150ml	Hühnerbrühe
270g	Kichererbsen
400g	Putenhackfleisch
2EL	Olivenöl
½	Chilischote
1	Knoblauchzehe
1	Zwiebel

448	Kalorien
6g	Kohlenhydrate
56g	Proteine
2g	Fette

1. Zwiebel, Knoblauch und Chili hacken.
2. Hackfleisch in Öl anbraten. Wenn gar, dann gehacktes Gemüse hinzugeben. Würzen und drei Minuten garen.
3. Kichererbsen und Tomaten in den Topf geben, fünf Minuten einkochen lassen.
4. Bei Bedarf mit Kümmel verfeinern.

Dazu schmeckt Fladenbrot.

Zubereitungszeit: circa 15 Minuten

Würstchenpfanne

MITTAG/ABENDESSEN

ERGIBT 2 PORTIONEN

4	Bratwürstchen
2	Rote Paprika
250g	Gekochte Kartoffeln
1	Lauch
1EL	Sauerrahm

924	Kalorien
34g	Kohlenhydrate
36g	Proteine
68g	Fette

1. Gemüse kleinschneiden.
2. Bratwürste kleinschneiden und anbraten.
3. Gekochte Kartoffeln im Fleischbrät anbraten, dann restliches Gemüse hinzugeben. Mit 1EL Sauerrahm oder Frischkäse verfeinern und würzen.
4. Alles zusammen servieren.

Zubereitungszeit: circa 10 Minuten

MITTAG/ABENDESSEN

Shrimp Zoodles

ERGIBT 2 PORTIONEN

500g	Zucchini
200g	Garnelen
200g	Cherrytomaten
1	Zwiebel
2	Knoblauchzehen
1	Zitrone
200ml	Brühe
50ml	Sesamöl

390	Kalorien
10g	Kohlenhydrate
23g	Proteine
27g	Fette

1. Zucchini waschen und mit Spiralschneider in Nudelform schneiden.
2. Restliches Gemüse waschen und würfeln.
3. Zitronenschale reiben und Fruchtfleisch pressen.
4. Sesamöl in einer Pfanne erhitzen, Garnelen mit Knoblauch, Zwiebel und Zitronenschale anbraten.
5. Nach fünf Minuten Tomaten hinzugeben.
6. Garnelen aus der Pfanne nehmen, Zoodles und Gemüsebrühe hineingeben, fünf Minuten köcheln lassen.
7. Zitronensaft und Garnelen hinzugeben, alles durchrühren.

Zubereitungszeit: circa 15 Minuten

Mittag/Abendessen

Hüttenpaprika

Ergibt 2 Portionen

1	Rote Paprika
200g	Hüttenkäse
100g	Radieschen

134	Kalorien
8g	Kohlenhydrate
14g	Proteine
5g	Fette

1. Gemüse waschen, Paprika halbieren und Radieschen in Scheiben schneiden.
2. Hüttenkäse mit Radieschen vermengen, nach Belieben würzen.
3. Hüttenkäse in Paprikahälften füllen.
4. Kalt genießen oder 15 Minuten bei 180°C backen.

Zubereitungszeit: circa 10 Minuten zzgl. Backzeit

Rinderhack mit Spargel

MITTAG/ABENDESSEN

ERGIBT	6 - 8 PORTIONEN
500g	Rinderhackfleisch
400g	Grüner Spargel
200g	Reis
2EL	Tomatenmark
400ml	Gemüsebrühe
1	Ei
1	Tomate
1	Zwiebel
2	Knoblauchzehen
1EL	Olivenöl

598	Kalorien
36g	Kohlenhydrate
63g	Proteine
20g	Fette

1. Hackfleisch mit Ei, gehackter Zwiebel und Gewürzen nach Wahl vermengen und anbraten.
2. Reis in Brühe und Tomatenmark gar kochen, dann mit gehackter Tomate anbraten.
3. Spargel kochen und dann mit Knoblauch im Reis anbraten.
4. Alles durchmengen und zusammen servieren.

Zubereitungszeit: circa 20 Minuten

Mittag/Abendessen

Putennuggets

Ergibt 2 Portionen

260g	Putenbrust
2	Eier
4EL	Mandelmehl
200ml	Sojamilch
Etwas	Pflanzenöl

492	Kalorien
21g	Kohlenhydrate
57g	Proteine
20g	Fette

1. Ei trennen und mit Eiweiß Eischnee schlagen.
2. Eigelb mit Milch und Mandelmehl verquirlen und nach Geschmack würzen. Eischnee unterheben.
3. In mundgerechte Stücke geschnittene Pute im Teig wälzen und mit etwas Öl in einer Pfanne knusprig braten.

Zubereitungszeit: circa 20 Minuten

Mittag/Abendessen

Ergibt 2 Portionen

500g	Rinderhackfleisch
1	Ei
200g	Reis
1Pck	Passierte Tomaten
100g	Cherrytomaten
2EL	Tomatenmark
400ml	Gemüsebrühe
1EL	Pflanzenöl

843	Kalorien
40g	Kohlenhydrate
50g	Proteine
50g	Fette

Cevapcici an Balkanreis

1. Gehacktes mit Ei und Gewürzen nach Wahl vermengen, zu Cevapcici formen und mit Pflanzenöl braten.
2. Reis in Gemüsebrühe und Tomatenmark weichkochen.
3. Passierte Tomaten mit zerkleinerten Cherrytomaten und Gewürzen einkochen und als Sauce reichen.

Zubereitungszeit: circa 15 Minuten

Mittag/Abendessen

Ergibt	2 Portionen
300g	Vollkornnudeln
400g	TK-Blattspinat
400g	Brokkoli
300ml	Cremefine
600ml	Gemüsebrühe

451	Kalorien
54g	Kohlenhydrate
19g	Proteine
15g	Fette

One Pot Grüne Nudeln

1. Alle Zutaten in einen Topf oder eine Pfanne geben.
2. Köcheln, bis Wasser verdampft und Nudeln gar sind.
3. Nach Belieben würzen.

Zubereitungszeit: circa 15 Minuten

Kabeljau an Tomatensalat

Mittag/Abend

Ergibt 2 Portionen

500g	Kabeljaufilets
200g	Cherrytomaten
2EL	Butter
2EL	Olivenöl
etwas	Basilikum
½	Zitrone

426	Kalorien
3g	Kohlenhydrate
44g	Proteine
28g	Fette

1. Tomaten und Basilikum waschen und mundgerecht schneiden.
2. Kabeljau mit Butter und Öl in einer Pfanne je Seite 4 Minuten anbraten und würzen.
3. Tomaten und Basilikum in der Pfanne erhitzen.
4. Zitrone auf Fisch träufeln, alles zusammen servieren.

Zubereitungszeit: circa 15 Minuten

MITTAG/ABENDESSEN

Rote Linsensuppe

ERGIBT 2 PORTIONEN

200g	Rote Linsen
4	Schalotten
2	Knoblauchzehen
120g	Räuchertofu
2EL	Sojasahne
1EL	Paprikapulver
1EL	Kümmel

550	Kalorien
76g	Kohlenhydrate
35g	Proteine
9g	Fette

1. Schalotten und Zwiebeln andünsten, Kümmel hinzugeben.
2. Rote Linsen dazugeben, dann mit 1L Wasser aufgießen Mit Paprikapulver und Pfeffer würzen. Köcheln, bis Linsen gar.
3. Räuchertofu mundgerecht zerkleinern und anbraten.
4. Linsen pürieren, Sojasahne unterrühren, Räuchertofu als Topping dazugeben und heiß servieren.

Zubereitungszeit: circa 20 Minuten

Roastbeef auf Rucola

MITTAG/ABENDESSEN

ERGIBT 2 PORTIONEN

50g	Rucola
30g	Parmesan
20g	Kapern
150g	Roastbeef
2EL	Balsamico
1EL	Olivenöl
	Vollkornbaguette

382	Kalorien
28g	Kohlenhydrate
33g	Proteine
14g	Fette

1. Roastbeef auf zwei Teller legen.
2. Gewaschenen Rucola auflegen, mit Kapern und geriebenem Parmesankäse dekorieren. Kräftig würzen.
3. Olivenöl und Balsamico auf den Salat geben.

Dazu das Vollkornbaguette servieren.

Zubereitungszeit: circa 15 Minuten

Chicken Curry

MITTAG/ABEND

ERGIBT 2 PORTIONEN

350g	Hähnchenbrust
200g	Champignons
1	Zwiebeln
4	Karotten
2	Paprika
2	Frühlingszwiebeln
2	Dosen Kokosmilch
2EL	Erdnussmus

1049	Kalorien
54g	Kohlenhydrate
63g	Proteine
61g	Fette

1. Zutaten waschen und in mundgerechte Stücke zerkleinern.
2. Fleisch anbraten, dann Zwiebeln und Champignons hinzugeben.
3. Wenn gar, dann restliches Gemüse hinzugeben, kurz anbraten, dann mit Kokosmilch löschen.
4. Fünf Minuten einkochen lassen, mit reichlich Currypulver würzen.

Dazu schmeckt Reis.

Zubereitungszeit: circa 15 Minuten

MITTAG/ABEND

Thunfischsalat

ERGIBT 2 PORTIONEN

2	Dosen Thunfisch
1	Zwiebel
10	Cherrytomaten
2	Salatherzen

164	Kalorien
3g	Kohlenhydrate
36g	Proteine
1g	Fette

1. Fisch abtropfen und in feine Stücke zupfen.
2. Gemüse waschen und mundgerecht kleinschneiden.
3. Salat mit Tomaten und Zwiebeln mischen, Thunfisch oben draufgeben.

Zubereitungszeit: circa 5 Minuten

MITTAG/ABENDESSEN

Coucous Salat mit Thunfisch

ERGIBT	2 PORTIONEN
120g	Couscous
160g	Thunfisch in Öl
12	Cherrytomaten
1	Avocado
2	Gek. Eier
200ml	Gemüsebrühe
	Zitronensaft

650	Kalorien
48g	Kohlenhydrate
35g	Proteine
33g	Fette

1. Couscous zehn Minuten mit heißer Gemüsebrühe quellen lassen.
2. Thunfisch abgießen, Öl auffangen.
3. Öl mit Zitronensaft vermengen und würzen.
4. Avocado und Tomaten zerteilen, zum Couscous geben und mit Ölgemisch vermengen.
5. Ei als Topping verwenden.

Zubereitungszeit: circa 15 Minuten

MITTAG/ABENDESSEN

Würziges Omelett

ERGIBT 2 PORTIONEN

4	Eier
150g	Champignons
½	Schalotte
50ml	Fettarme Milch
50g	Cheddarkäse
Etwas	Olivenöl

304	Kalorien
3g	Kohlenhydrate
22g	Proteine
23g	Fette

1. Schalotte würfeln, Champignons in Scheiben teilen. Zusammen mit etwas Olivenöl anbraten und würzen. Dann beiseite legen.
2. Eier mit Milch verquirlen und würzen. Je die Hälfte des Gemischs mit der Hälfte des Gemüses anbraten und von beiden Seiten leicht bräunen.
3. Cheddar zum Schluss auf die heißen Omeletts geben und zerlaufen lassen.

Zubereitungszeit: circa 20 Minuten

MITTAG/ABENDESSEN

ERGIBT 2 PORTIONEN

400g	Seelachsfilet
2EL	Kokosmehl
1EL	Sesam
Drittel	Ananas
1	Orange
100g	Feldsalat
3EL	Erdnussöl
1EL	Essig
1EL	Kokosöl

120	Kalorien
1g	Kohlenhydrate
12g	Proteine
21g	Fette

Kokosfischstäbchen

1. Gewaschenen Fisch in sechs fischstäbchengroße Stücke teilen. Würzen und in Kokosmehl-Sesam-Mischung wälzen.
2. Ananas in Streifen schneiden, Orange pressen.
3. 1EL Erdnussöl mit halben O-Saft, Essig und Salz mischen. Als Dressing auf gewaschenen Feldsalat geben.
4. Fischstäbchen in Erdnussöl braten, parallel in anderer Pfanne Ananas in Kokosöl braten.
5. Alles zusammen servieren.

Zubereitungszeit: circa 15 Minuten

MITTAG/ABENDESSEN

Chickengyros

ERGIBT 6 - 8 PORTIONEN

1	Minigurke
150g	Griech. Joghurt
	Knoblauchpulver
300g	Blumenkohl
1	Zwiebel
1	Dose Kichererbsen
150g	Tomaten
300g	Hähnchenfilet
2EL	Rapsöl

570	Kalorien
22g	Kohlenhydrate
46g	Proteine
31g	Fette

1. Geraspelte Gurke ausdrücken, dann mit Joghurt verrühren. Knoblauchpulver und Gewürze nach Wahl unterrühren – fertig ist das Zaziki.
2. Blumenkohl und Zwiebel schneiden. Kichererbsen abtropfen.
3. Gewaschene Tomaten halbieren, Kerne entfernen und Fruchtfleisch würfeln.
4. Fleisch mundgerecht zerschneiden, würzen und zusammen mit dem Blumenkohl durchgaren.
5. Dann mit Tomaten und Erbsen vermengen und alles mit dem Zaziki servieren.

Zubereitungszeit: circa 15 Minuten

Mittag/Abendessen

Taco Queso

Ergibt 2 Portionen

150g	Geriebenen Cheddar
80g	Rinderhackfleisch
Etwas	Eisbergsalat
½	Avocado
150g	Griech. Joghurt
1	Tomate

574	Kalorien
8g	Kohlenhydrate
34g	Proteine
44g	Fette

1. Auf einem mit Backpapier ausgelegten Blech zwei Tacos durch den Reibekäse formen. Etwa 10 Minuten bei 180°C im vorgeheizten Ofen backen.
2. Heiße Fladen über einen Kochlöffelstiel oder Küchenpapierrolle legen, um sie während des Erkaltens zu formen.
3. Hackfleisch in etwas Olivenöl braten.
4. Tacos mit Eisbergsalat, in Scheiben geschnittener Avocado und Hack belegen.
5. Joghurt würzen, ggf. Chili hinzufügen und Sauce über Tacobelag geben.

Zubereitungszeit: circa 15 Minuten

One Pot Veggie-Hack-Pfanne

MITTAG/ABENDESSEN

ERGIBT 2 PORTIONEN

200g	Veggiehack
125g	Mozzarella light
100g	Zucchini
100g	Vollkornnudeln
10	Cherrytomaten
3EL	Tomatenmark

462	Kalorien
37g	Kohlenhydrate
34g	Proteine
18g	Fette

1. Veganes Hackfleisch mit Tomatenmark anbraten.
2. Rohe Nudeln dazugeben und mit Wasser bedecken.
3. Gemüse zerkleinern und hinzugeben.
4. Köcheln, bis Nudeln gar sind.
5. Würzen und vor dem Servieren Mozzarella unterrühren.

Zubereitungszeit: circa 15 Minuten

MITTAG/ABENDESSEN

Thai Curry

ERGIBT	2 PORTIONEN
250g	Schweinefilet
2EL	Grüne Currypaste
100g	Erbsen
100g	Aubergine
100g	Zucchini
200ml	Kokosmilch
200ml	Brühe
Etwas	Sojasauce

332	Kalorien
9g	Kohlenhydrate
28g	Proteine
18g	Fette

1. Mundgerecht geschnittenes Schweinefilet mit Currypaste anbraten.
2. Zerkleinerte Aubergine und Zucchini hinzugeben. Mit Brühe ablöschen.
3. Erbsen hinzufügen, dann Kokosmilch unterrühren.
4. Nach Geschmack mit Sojasauce verfeinern, dazu Vollkornreis servieren.

Zubereitungszeit: circa 15 Minuten

Mittag/Abendessen

Ergibt 2 Portionen

500g Brokkoli

100g Zuckerschoten

50g Pistazien

1 EL Zitronensaft

250g Vollkornspaghetti

100g Grünes Pesto

760 Kalorien

105g Kohlenhydrate

24g Proteine

26g Fette

Zubereitungszeit: circa 15 Minuten

Spaghetti an Brokkoli Pesto

1. Spaghetti gemäß Verpackungsanweisung kochen. Hälfte des Brokkoli ebenfalls kochen.
2. Brokkoli nach fünf Minuten entnehmen und mit Zitronensaft, Pesto und Gewürzen pürieren.
3. Restlichen Brokkoli auch fünf Minuten kochen, dann Zuckerschoten zwei Minuten hinzugeben.
4. Gekochte Nudeln mit Pesto, gekochtem Brokkoli und Zuckerschoten vermengen.
5. gehackte Pistazien als Dekoration darauf geben.

Muschelnudeln mit Garnelen

MITTAG/ABENDESSEN

ERGIBT	2 PORTIONEN
500g	Brokkoli
2	Schalotten
1	Knoblauchzehe
1	Chilischote
4	Petersilienstängel
200g	Muschelnudeln
1EL	Olivenöl
200g	Garnelen
2TL	Zitronensaft

364	Kalorien
32g	Kohlenhydrate
31g	Proteine
5g	Fette

1. Muschelnudeln gemäß der Verpackungsanleitung kochen.
2. Brokkoli zerteilen und 3 Minuten vor Ende der Nudelgarzeit mitkochen.
3. Garnelen mit 1EL Olivenöl, gehackten Schalotten, Knoblauch und Chili anbraten.
4. 150ml des Nudelwassers in die Pfanne zu den Garnelen geben, würzen und 2TL Zitronensaft unterrühren.
5. Die Nudeln mit der Sauce servieren.

Zubereitungszeit: circa 20 Minuten

Lachswrap

MITTAG/ABEND

ERGIBT 2 PORTIONEN

2 Vollkorntortilla

160g Räucherlachs

80g Kräuterquark

80g Feta

40g Rucola

518 Kalorien

44g Kohlenhydrate

35g Proteine

23g Fette

1. Tortillas kurz erhitzen, dann mit Kräuterquark bestreichen.
2. Lachs auflegen. Feta zerbröseln und auf Lachs verteilen. Rucola auflegen.
3. Wrap zusammenrollen und genießen.

Zubereitungszeit: circa 10 Minuten

Spargel-Erdbeer-Salat

MITTAG/ABENDESSEN

ERGIBT	2 PORTIONEN
500g	Grüner Spargel
1TL	Zitronensaft
250g	Erdbeeren
2	Basilikumstiele
100g	Fetakäse
30g	Pinienkerne
2EL	Apfelessig
1TL	Agavendicksaft
2EL	Olivenöl

499	Kalorien
72g	Kohlenhydrate
22g	Proteine
12g	Fette

1. Spargel in 3cm lange Stücke schneiden und mit etwas Salz und Zitronensaft 7 Minuten kochen.
2. Erdbeeren vierteln, Basilikum zupfen und zerkleinern, Feta zerbröckeln.
3. Pinienkerne ohne Fett in einer Pfanne anrösten.
4. Essig und Agavendicksaft verrühren, Öl unterrühren und würzen. Alle Zutaten in einer Schüssel mit dem Dressing vermengen und würzen.

Zubereitungszeit: circa 20 Minuten

Überbackene Penne

MITTAG/ABENDESSEN

ERGIBT 2 PORTIONEN

200g	Vollkornpenne
1	Knoblauchzehe
1	Zwiebel
200g	Spinat
1EL	Olivenöl
1	Dose Tomaten
20g	Pinienkerne
3EL	Parmesan

510	Kalorien
55g	Kohlenhydrate
28g	Proteine
18g	Fette

1. Nudeln gemäß Verpackungsanleitung kochen.
2. Knoblauch und Zwiebel hacken und mit Olivenöl in einer Pfanne dünsten. Mit Tomaten löschen, dann würzen, Spinat unterrühren und fünf Minuten einkochen lassen.
3. Nudeln in eine Auflaufform geben, mit Tomatensauce begießen und Parmesan und Pinienkernen bestreuen.
4. Im auf 200°C vorgeheizten Ofen fünf Minuten überbacken.

Zubereitungszeit: circa 15 Minuten zzgl. Backzeit

Spargelrisotto

MITTAG/ABENDESSEN

ERGIBT 2 PORTIONEN

1 Zwiebel

200g Grüner Spargel

200g Risottoreis

30g Parmesan

Gemüsebrühe

455 Kalorien

75g Kohlenhydrate

15g Proteine

9g Fette

1. Kleingeschnittene Zwiebel mit etwas Öl anbraten.
2. Risottoreis und 500ml Gemüsebrühe hinzugeben.
3. 10 Minuten einkochen. Wenn Flüssigkeit zu wenig wird, Wasser nachgeben.
4. Zerteilten Spargel hinzugeben und weitere fünf Minuten kochen.
5. Würzen und zum Schluss Parmesan unterrühren.

Zubereitungszeit: circa 20 Minuten

Hirsebällchen

MITTAG/ABENDESSEN

ERGIBT	2 PORTIONEN
150g	Hirse
300ml	Gemüsebrühe
1	Zwiebel
1	Karotte
½	Lauchstange
1	Ei
40g	Vollkornmehl
1EL	Olivenöl

396	Kalorien
25g	Kohlenhydrate
8g	Proteine
13g	Fette

1. Hirse in Gemüsebrühe zehn Minuten einkochen und dann 30 Minuten ohne Hitze quellen lassen.
2. Karotte, Zwiebel und Lauch sehr fein zerkleinern und in einer Pfanne anschwitzen. Dann mit Ei, Vollkornmehl und Hirse vermengen und würzen.
3. Rund zehn Bällchen aus der Masse formen und in einer Pfanne mit Olivenöl braten.

Dazu schmeckt ein bunter Salat!

Zubereitungszeit: circa 15 Minuten zzgl. Quellzeit

Marinierter Lachs

MITTAG/ABENDESSEN

ERGIBT 2 PORTIONEN

400g	Lachsfilet
2EL	Olivenöl
100g	Basmatireis
2EL	Sojasauce
1EL	Honig
2EL	Limettensaft

419	Kalorien
47g	Kohlenhydrate
38g	Proteine
9g	Fette

1. Reis gemäß Verpackungsanleitung zubereiten.
2. Sojasauce, Honig, Limettensaft und Gewürze nach Wahl vermischen.
3. Fische mit der Marinade einreiben.
4. Fische in einer Pfanne mit Öl braten, regelmäßig wenden.
5. Fisch mit Reis servieren.

Zubereitungszeit: circa 10 Minuten

MITTAG/ABENDESSEN

Chicken-Spieß

ERGIBT 2 PORTIONEN

250g	Hühnerbrust
125g	Griech. Joghurt
100g	Cherrytomaten
100g	Zucchini
100g	Paprika
1	Zwiebel
70g	Gurke
1	Knoblauchzehe
3EL	Olivenöl
2TL	Kebab-Gewürzmix

324	Kalorien
10g	Kohlenhydrate
31g	Proteine
15g	Fette

1. Hähnchen in Stücke teilen. Gewaschene Zucchini und Zwiebel in Scheiben schneiden und Tomaten halbieren.
2. Spieße abwechselnd mit Gemüse und Fleisch bestücken.
3. Olivenöl, Kebab-Gewürz, Salz und Pfeffer vermengen und als Marinade auf die Spieße geben. Spieße in einer Pfanne garen.
4. Gurke reiben, Knoblauch hacken und mit Joghurt und Olivenöl vermengen und würzen.
5. Spieße mit Dipp servieren.

Zubereitungszeit: circa 15 Minuten

Kohlrabi Eintopf

MITTAG/ABENDESSEN

ERGIBT 2 PORTIONEN

1	Kohlrabi
1	Möhre
300ml	Rinderbrühe
1	Zwiebel
250g	Rinderhackfleisch
1	Ei
1TL	Senf
3	Frühlingszwiebeln
100g	Sahne

521	Kalorien
23g	Kohlenhydrate
35g	Proteine
33g	Fette

1. Geschälten Kohlrabi in Stäbchen teilen. Möhren in Scheiben schneiden, beides in Rinderbrühe köcheln. Nach Geschmack würzen.
2. Zwiebel würfeln und in einer Schüssel mit Ei, Hackfleisch, Senf und Gewürzen vermengen. Bällchen formen und im Brühetopf zehn Minuten einkochen.
3. Sahne in den Topf geben, Frühlingszwiebeln in Ringe schneiden und ebenfalls hinzugeben.
4. Weitere fünf Minuten köcheln, dann genießen.

Zubereitungszeit: circa 20 Minuten

Proteinpasta an Thunfischsauce

MITTAG/ABENDESSEN

ERGIBT 2 PORTIONEN

8	Cherrytomaten
250g	Dinkelpasta
1	Knoblauchzehe
1 EL	Olivenöl
1	Dose Thunfisch in eigenem Saft

264	Kalorien
24g	Kohlenhydrate
12g	Proteine
8g	Fette

Zubereitungszeit: circa 15 Minuten

1. Pasta gemäß Verpackungsanleitung kochen.
2. Thunfisch in Olivenöl anbraten. Geviertelte Tomaten und gehackten Knoblauch hinzugeben und einkochen, bis Nudeln gar sind.
3. Nudeln mit Sauce servieren.

Mittag/Abendessen

Ergibt 2 Portionen

2	Thunfischsteaks
1TL	Olivenöl
250g	Mais
2	Tomaten

174	Kalorien
23g	Kohlenhydrate
6g	Proteine
7g	Fette

Thunfischsteak an Mais

1. Fisch und Gemüse waschen, Gemüse kleinschneiden.
2. Mais für zwei Minuten in einer Pfanne erhitzen, Tomaten hinzugeben und vier Minuten braten. Nach Belieben würzen.
3. Thunfisch anbraten und würzen.
4. Alles zusammen servieren.

Zubereitungszeit: circa 10 Minuten

Ricottaravioli

MITTAG/ABENDESSEN

ERGIBT 4 PORTIONEN

400g Ricottaravioli

2EL Kokosöl

100g Parmesan

8 Salbeiblätter

337 Kalorien

21g Kohlenhydrate

29g Proteine

14g Fette

1. Ravioli nach Packungsanleitung kochen.
2. Kokosöl in Pfanne erhitzen, Salbeiblätter hinzugeben.
3. Ravioli mit Salbei-Kokosöl-Gemisch übergießen, zum Schluss Parmesan drüber streuen.

Zubereitungszeit: circa 15 Minuten

Curry Basmati

MITTAG/ABENDESSEN

ERGIBT 2 PORTIONEN

120g Basmatireis

250g Putenbrust

125g Light-Sahne

160g Dosen-Ananas

3EL Hühnerbrühe

1EL Olivenöl

1TL Currypulver

508 Kalorien

54g Kohlenhydrate

34g Proteine

17g Fette

1. Reis gemäß Verpackungsanleitung kochen.
2. Fleisch mundgerecht zerkleinern und in einer Pfanne mit Olivenöl anbraten.
3. Sahne und Brühe zugeben, dann Ananas zufügen und erhitzen. Würzen.
4. Ananas-Puten-Curry-Sauce mit Reis servieren.

Zubereitungszeit: circa 15 Minuten

Pute in Senfsauce

MITTAG/ABENDESSEN

ERGIBT	2 PORTIONEN
2	Putenschnitzel
2EL	Olivenöl
400g	Blumenkohl
1	Schalotte
1EL	Balsamico
100g	Crème Fraîche
3TL	Senf
2EL	Erythrit

463	Kalorien
10g	Kohlenhydrate
56g	Proteine
22g	Fette

1. Putenschnitzel würzen und in einer Pfanne mit Olivenöl anbraten.
2. Blumenkohl reisartig raspeln. Schnitzel aus der Pfanne nehmen, Blumenkohlreis hineingeben, würzen und garen.
3. Schalotten würfeln und separat dünsten. Mit Balsamico löschen, dann Crème Fraîche, Senf, Gewürze und Erythrit untermischen.
4. Putenschnitzel mit Senfsauce und Blumenkohlreis servieren.

Zubereitungszeit: circa 10 Minuten

Griechische Lammkoteletts

MITTAG/ABENDESSEN

ERGIBT 2 PORTIONEN

450g Lammkoteletts

100g Fetakäse

Etwas Koriander

2EL Olivenöl

658 Kalorien

4g Kohlenhydrate

68g Proteine

59g Fette

1. Fleisch mit Öl beträufeln und würzen. In einer Pfanne beidseitig garen.
2. Koriander zerkleinern, Feta zerbröseln.
3. Feta auf das gegrillte Fleisch geben, mit Koriander berieseln.

Zubereitungszeit: circa 15 Minuten

Forelle an Butter

MITTAG/ABENDESSEN

ERGIBT 2 PORTIONEN

2	Forellen
½	Salatgurke
6	Dillzweige
50g	Butter
1	Zitrone
	Alufolie

440	Kalorien
2g	Kohlenhydrate
42g	Proteine
28g	Fette

1. Kerngehäuse aus Gurke entfernen, Rest in Halbmonde schneiden. Dill ebenfalls kleinschneiden.
2. Butter schmelzen und mit Dill mischen. Würzen und Zitronensaft hinzugeben.
3. Gewaschene Fische mit Butter füllen, in Alufolie betten und restliche Marinade übergießen.
4. Eingewickelten Fisch je Seite fünf Minuten grillen.

Zubereitungszeit: circa 15 Minuten

MITTAG/ABENDESSEN

Pilzragout

ERGIBT	4 PORTIONEN
2	Zwiebeln
2EL	Kokosöl
500g	Waldpilze
8EL	Branntweinessig
400ml	Brühe
6EL	Sahne
8EL	Versch. Kräuter

305	Kalorien
38g	Kohlenhydrate
10g	Proteine
11g	Fette

1. Zwiebeln hacken und im Kokosöl garen.
2. Pilze waschen, kleinschneiden und in die Pfanne geben.
3. Essig mit Brühe aufkochen, Sahne unterrühren und mit Gewürzen nach Wahl abschmecken. Alles zusammen fünf Minuten einkochen.
4. Kräuter unterrühren. Frisch servieren.

Zubereitungszeit: circa 15 Minuten

MITTAG/ABENDESSEN

Chop Suey

ERGIBT 2 PORTIONEN

500g	Rinderfilet
500g	Hähnchenbrust
8EL	Sojasauce
2EL	Speisestärke
2	Karotten
4	Zwiebeln
4	Knoblauchzehe
2EL	Erdnussöl

1100	Kalorien
27g	Kohlenhydrate
115g	Proteine
160g	Fette

1. Fleisch mundgerecht zerkleinern, dann mit Sojasauce vermengen und einziehen lassen.
2. Gemüse schneiden.
3. Marinade des Fleischs auffangen, das Fleisch in Erdnussöl anbraten. Dann das Gemüse und die Marinade hinzugeben und fünf Minuten gemeinsam braten. Nach Belieben würzen.

Dazu schmeckt Reis!

Zubereitungszeit: circa 10 Minuten

Rinderstreifen an Gemüse

MITTAG/ABENDESSEN

ERGIBT 2 PORTIONEN

300g	Rinderfilet
300g	Brokkoli
300g	Champignons
2	Karotten
2	Knoblauchzehen
4EL	Sesamöl
4EL	Sojasauce

317	Kalorien
8g	Kohlenhydrate
36g	Proteine
15g	Fette

1. Rinderfilet in Streifen teilen und würzen.
2. Karotten raspeln, Knoblauch hacken, Champignons und Brokkoli mundgerecht teilen.
3. Fleisch im Öl braten, dann das Gemüse hinzugeben.
4. Wenn Fleisch gar, dann mit Sojasauce löschen und erneut würzen. Alles zusammen servieren.

Zubereitungszeit: circa 15 Minuten

MITTAG/ABENDESSEN

Möhren-Couscous

ERGIBT 2 PORTIONEN

75g	Couscous
150ml	Orangensaft
2	Karotten
2	Lauchzwiebeln
2EL	Olivenöl
50g	Nussmix
½	Orange

365	Kalorien
47g	Kohlenhydrate
10g	Proteine
15g	Fette

1. Couscous in einer Schale mit 200ml kochendem Wasser und 100ml Orangensaft vermengen – ziehen lassen und hin und wieder durchrühren.
2. Lauch fein schneiden, mit 1EL Olivenöl dünsten und zum Couscous geben.
3. Karotten mit restlichem Öl anschwitzen und garen. Restlichen O-Saft zugeben und fünf Minuten einkochen. Dann ebenfalls zum Couscous geben.
4. Orangenfleisch und Nüsse als Topping auf das Couscous geben.

Zubereitungszeit: circa 15 Minuten

Zander an Karbelsauce

MITTAG/ABEND

ERGIBT	4 PORTIONEN
750g	Zanderfilet
etwas	Zitronensaft
1	Zwiebel
4EL	Geh. Kerbel
8EL	Kokosöl
125ml	Fischfond
125ml	Sahne
1	Möhre
1	Eigelb

325	Kalorien
5g	Kohlenhydrate
39g	Proteine
15g	Fette

1. Gewaschenen Fisch mit Zitronensaft beträufeln.
2. Zwiebel hacken, Hälfte des Kerbels damit in 3EL Kokosöl braten.
3. Fischfond mit Sahne angießen, fünf Minuten einkochen. Möhre in dünne Streifen schneiden.
4. Fisch mit Möhrenstreifen von jeder Seite 3 Minuten in 3EL Kokosöl braten.
5. Eigelb in Kerbelsauce rühren bis cremige Konsistenz entsteht. Restliches Kokosöl und Kerbel unterrühren.
6. Alles zusammen servieren.

Zubereitungszeit: circa 15 Minuten

Antipastisalat

MITTAG/ABEND

ERGIBT	2 PORTIONEN
150g	Cherrytomaten
100g	Mozzarella
100g	Oliven
3EL	Olivenöl
Etwas	Chili
Etwas	Basilikum

320	Kalorien
4g	Kohlenhydrate
10g	Proteine
27g	Fette

1. Tomaten kurz in Wasser kochen, Schale lösen.
2. Tomaten mit Mozzarella, Oliven und Öl in eine Schüssel geben.
3. Mit Chili und Gewürzen nach Belieben vermengen.
4. Mit Basilikum dekorieren.

Zubereitungszeit: circa 10 Minuten

Mittag/Abendessen

Ergibt 2 Portionen

200g	Räucheraal
4	Scheiben Vollkornbrot
4	Eier
2	Schalotten
2	Stängel Dill
1EL	Olivenöl

120	Kalorien
1g	Kohlenhydrate
12g	Proteine
21g	Fette

Zubereitungszeit: circa 5 Minuten

Aal-Rührei-Sandwich

1. Eier mit Gewürzen und einem Schuss Wasser verquirlen.
2. Schalotten und Dill fein hacken.
3. Fisch in kleine Stücke teilen.
4. Schalotten in heißer Pfanne dünsten, dann Eier hinzugeben.
5. Alle Zutaten auf Vollkornbrot anrichten.

Spargel-Möhren-Salat

MITTAG/ABENDESSEN

ERGIBT	2 PORTIONEN
250g	Weißer Spargel
250g	Grüner Spargel
2	Große Karotten
1EL	Sonnenblumenkerne
150g	Cherrytomaten
3EL	Olivenöl
1EL	Zitronensaft
Etwas	Rucola
1	Frühlingszwiebel
2	Mozzarella light

592	Kalorien
23g	Kohlenhydrate
32g	Proteine
42g	Fette

1. Geschälten Spargel in Stücke schneiden, Möhren in Stifte zerteilen.
2. Spargel und Möhren fünf Minuten in einer Pfanne mit Öl anbraten. Danach Sonnenblumenkerne für weitere drei Minuten hinzugeben.
3. Mit Zitronensaft löschen und alles würzen. Den Mix vom Herd nehmen.
4. Cherrytomaten vierteln, Frühlingszwiebeln in Stücke teilen.
5. Spargel-Mix mit Tomaten, Frühlingszwiebel und Rucola vermengen. Mit je einer Kugel Mozzarella Light servieren.

Zubereitungszeit: circa 15 Minuten

Salatwraps

MITTAG/ABENDESSEN

ERGIBT 2 PORTIONEN

200g	Möhren
2	Frühlingszwiebeln
1	Chili
1 EL	Reisessig
1 TL	Honig
2EL	Olivenöl
300g	Hähnchenfilet
6	Kopfsalatblätter
1 EL	Sesam

410	Kalorien
13g	Kohlenhydrate
34g	Proteine
24g	Fette

1. Möhren raspeln, Frühlingszwiebeln in Ringe schneiden und Chili ebenfalls kleinschneiden.
2. Die Zutaten mit Reisessig, Honig und Olivenöl vermengen, würzen und mit Honig abschmecken.
3. Hähnchen in 2-3cm große Stücke schneiden, mit etwas Öl anbraten bis gar.
4. Gebratenes Fleisch und Möhrenmix in die Salatblätter geben, mit Sesam bestreuen.

Zubereitungszeit: circa 10 Minuten

Leichtes Pfeffersteak

MITTAG/ABENDESSEN

ERGIBT	2 PORTIONEN
500g	Rinderfilet
1EL	Rotweinessig
250ml	Rinderbrühe
60g	Fettarmer Joghurt
1TL	Schwarzer Pfeffer
1EL	Olivenöl

330	Kalorien
12g	Kohlenhydrate
45g	Proteine
13g	Fette

1. Das Fleisch in Olivenöl anbraten bis der gewünschte Garpunkt erreicht ist, dann bei 60°C im Ofen warmhalten.
2. Rotweinessig und Rinderbrühe in die Pfanne geben, fünf Minuten einkochen. Joghurt unterrühren und mit Salz und dem schwarzen Pfeffer würzen.
3. Steak mit Joghurt-Pfeffersauce servieren.

Zubereitungszeit: circa 10 Minuten zzgl. Backzeit

MITTAG/ABENDESSEN

Pfifferlingsnudeln

ERGIBT 2 PORTIONEN

250g	Vollkornnudeln
250g	Pfifferlinge
150g	Räuchertofu
2	Rote Zwiebeln
1EL	Olivenöl
100ml	Sojacreme

621	Kalorien
81g	Kohlenhydrate
30g	Proteine
18g	Fette

1. Nudeln gemäß Verpackungsanleitung kochen.
2. Zwiebeln und Tofu würfeln und in einer Pfanne mit Olivenöl anbraten. Pfifferlinge hinzugeben, fünf Minuten anschwitzen.
3. Mit Sojacreme löschen, dann würzen.
4. Nudeln mit Pilzsauce servieren.

Zubereitungszeit: circa 15 Minuten

Mittag/Abendessen

Röstbrokkoli

Ergibt 2 Portionen

500g	Brokkoli
4EL	Olivenöl
4	Knoblauchzehen

255	Kalorien
8g	Kohlenhydrate
10g	Proteine
19g	Fette

1. Knoblauch hacken. Brokkoliröschen vom Stiel trennen.
2. Gemüse mit Olivenöl in einer Pfanne scharf anbraten.

Dazu schmeckt gebratene Hähnchenbrust!

Zubereitungszeit: circa 15 Minuten

Gemüsespieße mit Fisch

MITTAG/ABENDESSEN

ERGIBT 2 PORTIONEN

100g	Fettarmer Joghurt
200g	Kabeljaufilet
4	Cherrytomaten
1	Zucchini
1	Limette
1	Mango
1EL	Butter

120	Kalorien
1g	Kohlenhydrate
12g	Proteine
21g	Fette

1. Mango, Tomaten und Zucchini in dicke Scheiben teilen.
2. Fisch in gleichgroße Teile schneiden und würzen.
3. Fisch mit Obst und Gemüse auf Spieße stecken und im auf 180°C vorgeheizten Ofen 10 Minuten garen.
4. Butter in einer Pfanne mit Saft der Limette und Pfeffer leicht erhitzen.
5. Joghurt mit Buttergemisch vermengen und würzen.
6. Spieße mit Joghurtsauce servieren.

Zubereitungszeit: circa 15 Minuten

Gazpachosuppe

Mittag/Abendessen

Ergibt 2 Portionen

750g	Tomaten
2EL	Olivenöl
200g	Weiße Bohnen
1	Chilischote
2	Limetten
2	Knoblauchzehen
2	Zwiebeln

260	Kalorien
26g	Kohlenhydrate
10g	Proteine
10g	Fette

1. Zwiebeln und Knoblauch hacken und in einem Topf braten.
2. Tomaten kleinschneiden, Chilischote hacken, Limette pressen und zu den Zwiebeln geben.
3. Olivenöl und Bohnen hinzugeben, mit Gewürzen nach Wahl 10 Minuten einkochen.

Zubereitungszeit: circa 15 Minuten

Rib-Eye-Steak an Salat

MITTAG/ABENDESSEN

ERGIBT 2 PORTIONEN

2	Rib-Eye-Steaks
4	Paprika
2EL	Olivenöl
	Rosmarin
80g	Pinienkerne
400g	Rucola

652	Kalorien
14g	Kohlenhydrate
48g	Proteine
44g	Fette

Zubereitungszeit: circa 10 Minuten

1. Zerkleinerte Paprika in Olivenöl anbraten.
2. Steaks mit Öl bepinseln und würzen. Etwa vier Minuten mit Rosmarin und Olivenöl scharf anbraten.
3. Fleisch in Alufolie wickeln und ruhen lassen.
4. Pinienkerne in der Pfanne rösten und auf ein Gemisch aus Rucola und Paprika legen. Mit Olivenöl beträufeln und würzen.

Den Salat zu den Steaks genießen.

Gemüseteller mit Linsen

MITTAG/ABENDESSEN

ERGIBT 2 PORTIONEN

100g	Rote Linsen
100g	Brokkoli
4	Champignons
1	Zwiebel
10	Cherrytomaten
30g	Romanasalat
½	Avocado
½	Limette
2EL	Kürbiskerne
2EL	Olivenöl

446	Kalorien
5g	Kohlenhydrate
34g	Proteine
33g	Fette

1. Gewaschene Linsen 5-8 Minuten kochen, dann würzen.
2. Tomaten vierteln, Zwiebel und Salat zerkleinern.
3. Avocado in Stücke schneiden und mit Limettensaft beträufeln. Dann mit Salat, Tomaten, Zwiebel und 1EL Olivenöl in eine Schüssel geben, ordentlich würzen.
4. Brokkoli und Champignons zerkleinern, mit 1EL Olivenöl anbraten.
5. Gemüse, Salat und Linsen separat auf einem Teller anrichten und genießen.

Tipp: schmeckt auch am nächsten Tag kalt sehr gut.

Zubereitungszeit: circa 15 Minuten

MITTAG/ABENDESSEN

ERGIBT	2 PORTIONEN
2x	Thunfisch in eig. Saft
2	Jalapenos
½	Sellerie
1TL	Tabasco
3TL	Mayonnaise
1	Tomate
50g	Cheddar
4	Vollkornbrot-scheiben

529	Kalorien
40g	Kohlenhydrate
33g	Proteine
19g	Fette

Thunfischmus auf Vollkornbrot

1. Thunfisch abtropfen, Jalapenos und Sellerie fein schneiden.
2. Mayonnaise mit Thunfisch, Sellerie, Tabasco und Gewürzen nach Wahl vermengen.
3. Tomate in Scheiben auf die Brote legen, mit dem Mus beschmieren und Cheddar als Topping verwenden.
4. Für sieben Minuten bei 220°C backen.

Zubereitungszeit: circa 15 Minuten zzgl. Ruhezeit

Mediterraner Blattsalat

MITTAG/ABENDESSEN

ERGIBT	2 PORTIONEN
20g	Macadamianüsse
150g	Honigmelone
¼	Zwiebel
75g	Blattsalat
50g	Fettarmer Joghurt
1EL	Zitronensaft
Etwas	Honig
1TL	Olivenöl
4 Sch.	Parmaschinken

180	Kalorien
11g	Kohlenhydrate
8g	Proteine
10g	Fette

1. Nüsse hacken und in einer Pfanne rösten.
2. Melone in kleine Würfel teilen, Zwiebeln würfeln. Salat in mundgerechte Stücke zupfen.
3. Joghurt, Zitronensaft, 1EL Wasser, Honig und Olivenöl verrühren und würzen.
4. Parmaschinken mundgerecht zupfen, alles miteinander vermengen.

Zubereitungszeit: circa 15 Minuten

Fischsuppe

MITTAG/ABEND

ERGIBT	4 PORTIONEN
2	Bund Suppengrün
3EL	Kokosöl
1l	Fischfond
500g	Fischfilet
2EL	Essig
2	Knoblauchzehen
1	Bund Dill

155	Kalorien
3g	Kohlenhydrate
25g	Proteine
4g	Fette

1. Grün waschen und mundgerecht zerteilen. In einem Topf mit heißem Kokosöl dünsten.
2. Fischfond hinzugeben, sieben Minuten einkochen.
3. Gewaschenen Fisch mit Essig beträufeln, dann dem Topf hinzugeben und fünf Minuten garen.
4. Knoblauch und Dill zerhackt in die Suppe geben.

Zubereitungszeit: circa 20 Minuten

Mittag/Abendessen

Ergibt 2 Portionen

200g	Vollkornnudeln
2	Möhren
150g	Zucchini
80g	Brokkoli
1	Knoblauchzehe
100g	Garnelen
70ml	Gemüsebrühe
1EL	Olivenöl
1EL	Frischkäse

536	Kalorien
75g	Kohlenhydrate
33g	Proteine
10g	Fette

Zubereitungszeit: circa 20 Minuten

Tagliatelle Gamberoni

1. Nudeln gemäß Verpackungsanleitung kochen. Zerteilten Brokkoli für fünf Minuten mit garen.
2. Restliches Gemüse mundgerecht zerkleinern, Knoblauch hacken. Das Gemüse in einer Pfanne mit Olivenöl drei Minuten anbraten. Dann mit Brühe löschen und drei Minuten einkochen.
3. Abgetropfte Nudeln mit Garnelen zum Gemüse geben und verrühren. Einen Löffel Frischkäse unterrühren.

Kürbis-Linsen-Salat

MITTAG/ABENDESSEN

ERGIBT	2 PORTIONEN
200g	Hokkaido Kürbis
60g	Rote Linsen
1	Paprika
1	Schalotte
2	Eier
2EL	Olivenöl
60g	Romanasalat

364	Kalorien
33g	Kohlenhydrate
18g	Proteine
16g	Fette

1. Kerne aus dem halbierten Kürbis entnehmen und diesen in mundgerechte Stücke teilen. Gleiches gilt für die Paprika. Schalotte fein würfeln.
2. Linsen 5-8 Minuten kochen.
3. Kürbis in Olivenöl braten, dann Linsen hinzugeben und würzen.
4. Kürbismix auf den Salatblättern servieren. Eier in der heißen Pfanne zum Spiegelei braten und als Topping obenauf legen.

Zubereitungszeit: circa 15 Minuten

Nudeln an Feta-Pesto

MITTAG/ABENDESSEN

ERGIBT	2 PORTIONEN
1	Knoblauchzehe
50g	Mandeln
1TL	Chilipulver
60ml	Olivenöl
2TL	Zitronensaft
80g	Fetakäse
200g	Vollkornnudeln
150g	Möhren
etwas	Petersilie

860	Kalorien
79g	Kohlenhydrate
26g	Proteine
51g	Fette

1. Petersilie, Knoblauch, Mandeln und mildes Chilipulver zu einer Paste mixen. Langsam das Olivenöl und Zitronensaft unterrühren.
2. Feta zerbröseln und in das Pesto geben. Würzen.
3. Nudeln gemäß Verpackungsanleitung kochen, kurz vor Ende geraspelte Möhren hinzugeben.
4. Nudeln mit Hälfte des Pestos verrühren und auf Teller geben. Dann restliches Pesto überträufeln und noch etwas Feta als Topping darreichen.

Zubereitungszeit: circa 15 Minuten

Forellenfilet an Spinat und Ei

MITTAG/ABENDESSEN

ERGIBT	2 PORTIONEN
250g	Räucherforelle
100g	Babyspinat
2	Eier
2EL	Olivenöl
1EL	Weinessig
	Agavendicksaft

215	Kalorien
1g	Kohlenhydrate
29g	Proteine
19g	Fette

1. Eier nach gewünschtem Garpunkt kochen, dann pellen und halbieren.
2. Spinat waschen und in einer Schale mit Essig, 30ml Wasser und Gewürzen vermischen. Wer es süßer mag, kann etwas Agavendicksaft hinzugeben.
3. Forellenfilets mit Salat und Eiern servieren.

Zubereitungszeit: circa 15 Minuten

MITTAG/ABENDESSEN

ERGIBT	2 PORTIONEN
250g	Vollkornspaghetti
1	Zucchini
1	Karotte
250g	Sellerie
80g	Cherrytomaten
50g	Getr. Tomaten
25g	Mandeln
etwas	Petersilie
1 EL	Olivenöl
etwas	Zitronensaft
459	Kalorien
63g	Kohlenhydrate
19g	Proteine
14g	Fette

Zubereitungszeit: circa 15 Minuten

Gemüsespaghetti an Tomatenpesto

1. Nudeln gemäß Verpackungsanleitung kochen.
2. Sellerie, Cherrytomaten und Hälfte der getrockneten Tomaten grob zerkleinern. Zusammen mit Mandeln, Gewürzen, Zitronensaft und Olivenöl zu Pesto pürieren.
3. Zucchini und Karotte mittels Spiralschneider in Spaghettiform bringen. Rest der getrockneten Tomaten und Petersilie zerkleinern.
4. Gemüsenudeln zwei Minuten in einer Pfanne mit Olivenöl dünsten, dann Spaghetti hinzugeben und alles mit Pesto vermengen.
5. Zur Dekoration getrocknete Tomaten und Petersilie auf den Teller geben.

MITTAG/ABENDESSEN

Chili-Pute

ERGIBT 2 PORTIONEN

500g	Putenbrust
6	Tomaten
1	Chilischote
2	Zwiebeln
2EL	Olivenöl
	Petersilie

248	Kalorien
12g	Kohlenhydrate
23g	Proteine
11g	Fette

1. Putenbrust und Tomaten in Stücke teilen. Chilischote hacken und Zwiebeln kleinschneiden.
2. Olivenöl in einer Pfanne erhitzen und Zwiebeln glasig braten, dann Pute hinzugeben.
3. Wenn gar, dann Tomate und Chili zugeben und alles würzen.

Dazu schmeckt ein frischer Salat.

Zubereitungszeit: circa 15 Minuten

Lammfilet an Spargel

MITTAG/ABENDESSEN

ERGIBT 2 PORTIONEN

250g	Grüner Spargel
2	Lammfilets
3EL	Kokosöl
2	Knoblauchzehen
50ml	Lammfond

278	Kalorien
4g	Kohlenhydrate
32g	Proteine
14g	Fette

1. Spargel waschen und in einem Topf kochen.
2. Fleisch würzen, in Kokosöl je Seite drei Minuten anbraten.
3. Knoblauch hacken und mit Fleischbrät dünsten, dann Fond hinzugeben und fünf Minuten einkochen lassen.
4. Rest des Kokosöls unterrühren, dann Sauce mit Lamm und Spargel servieren.

Zubereitungszeit: circa 20 Minuten

Abwechslungsreicher Blumenkohl

MITTAG/ABENDESSEN

ERGIBT	2 PORTIONEN
400g	Blumenkohl
1	Limette
2EL	Olivenöl
1TL	Sojasauce
1TL	Kreuzkümmel

160	Kalorien
6g	Kohlenhydrate
6g	Proteine
11g	Fette

Zubereitungszeit: circa 10 Minuten

1. Blumenkohl in einem Gemisch aus Limettensaft, Sojasauce und Gewürzen marinieren. Dann in einer Pfanne rundherum anbraten. Wer mag, kann mittels Chili auch Schärfe hinzugeben.

Tipp: dazu schmeckt Hähnchenbrust sehr gut.

Fischfrikadellen

Mittag/Abendessen

Ergibt	4 Portionen
500g	Fischfilet
1	Ei
1	Knoblauchzehe
3	Schalotten
6	Korianderzweige
5	Dillzweige
1EL	Zitronensaft
2EL	Butter
1EL	Olivenöl
½TL	Ingwer
238	Kalorien
1g	Kohlenhydrate
30g	Proteine
13g	Fette

Zubereitungszeit: circa 15 Minuten

1. Fisch zerkleinern, Schalotten würfeln, Kräuter, Knoblauch und Ingwer hacken. Würzen und alles miteinander vermengen.
2. Die Masse kneten, bis eine weichere Konsistenz entsteht. Daraus mehrere Fischfrikadellen formen.
3. Frikadellen in einer Pfanne mit Olivenöl und Butter gut durchgaren.

Dazu schmeckt gemischter Salat!

Bruschetta

MITTAG/ABENDESSEN

ERGIBT 2 PORTIONEN

½	Ciabatta
4EL	Olivenöl
1	Knoblauchzehe
200g	Cherrytomaten
	Basilikum

584	Kalorien
67g	Kohlenhydrate
12g	Proteine
29g	Fette

1. Das Baguette in Scheiben schneiden, die einzelnen Scheiben mit einer rohen Zehe Knoblauch bereiben.
2. Brotscheiben mit Olivenöl beträufeln und 15 Minuten bei 180°C im Ofen knusprig backen.
3. Cherrytomaten zerkleinern. Wer mag, kann hier noch eine rote Zwiebel hinzugeben. Würzen und mit Olivenöl verrühren!
4. Warmes Brot mit Tomatenmix belegen, Basilikum als Dekoration hernehmen und zusammen servieren.

Zubereitungszeit: circa 10 Minuten zzgl. Backzeit

MITTAG/ABENDESSEN

ERGIBT	2 PORTIONEN
4	Schellfischfilet
80g	Kokosraspeln
50g	Gem. Haselnüsse
2EL	Kokosöl

120	Kalorien
1g	Kohlenhydrate
12g	Proteine
21g	Fette

Zubereitungszeit: circa 20 Minuten

Gebackener Schellfisch

1. Haselnüsse und Kokosraspeln vermischen.
2. Fisch würzen und in Raspelgemisch beidseitig panieren.
3. Filets auf ein mit Backpapier ausgelegtes Backblech geben und leicht mit Kokosöl bestreichen.
4. Für 12 Minuten im vorgeheizten Backofen bei 200°C garen.

Dazu schmeckt Brokkoli!

Asiatische Süßkartoffelsuppe

MITTAG/ABENDESSEN

ERGIBT	2 PORTIONEN
1EL	Olivenöl
1	Zwiebel
1	Knoblauchzehe
2TL	Ingwer
1l	Gemüsebrühe
2EL	Limettensaft
2EL	Siracha
2EL	Sojasauce
500g	Süßkartoffeln
60g	Buchweizennudeln

120	Kalorien
1g	Kohlenhydrate
12g	Proteine
21g	Fette

1. Zwiebel, Ingwer und Knoblauch hacken und mit Olivenöl dünsten.
2. Wenn gar, dann mit Gemüsebrühe, Sojasauce, Siracha und Limettensaft löschen.
3. Süßkartoffeln würfeln und in den Topf geben. 10 Minuten einkochen.
4. Nudeln hinzugeben bis sie gar sind. Bei Bedarf mit Gemüsebrühe verflüssigen.

Tipp: Sprossen oder Sesam eignen sich als leckeres Topping.

Zubereitungszeit: circa 15 Minuten zzgl. Kochzeit

Tofutaschen

MITTAG/ABENDESSEN

ERGIBT 2 PORTIONEN

250g	Tofu
4	Getrocknete Tomaten
2EL	Kapern
3EL	Olivenöl
3	Zucchini
125ml	Gemüsebrühe
	Basilikum

150	Kalorien
7g	Kohlenhydrate
8g	Proteine
9g	Fette

1. Tofu in vier Dreiecke teilen und diese zur Tasche einschneiden.
2. Tomaten und Kapern hacken und würzen. Großteil der Mischung in die Tofutaschen geben.
3. Tofutaschen in einer Pfanne mit Olivenöl anbraten.
4. In Streifen geschnittene Zucchinis braten, dann mit Gemüsebrühe löschen und fünf Minuten einkochen. Gehacktes Basilikum und restliche Tomatenmischung unterrühren.
5. Zucchini mit Tofutaschen servieren.

Zubereitungszeit: circa 15 Minuten

Wildreis an Chicken

MITTAG/ABENDESSEN

ERGIBT	2 PORTIONEN
150g	Wildreis
1	Paprika
1	Zucchini
1EL	Kokosöl
300g	Hähnchenbrust
1TL	Kurkuma

469	Kalorien
49g	Kohlenhydrate
37g	Proteine
12g	Fette

1. Wildreis gemäß Packungsanleitung kochen.
2. Gemüse und Fleisch in Streifen schneiden.
3. Fleisch würzen und mit Kokosöl in einer Pfanne durchbraten.
4. Fleisch aus der Pfanne nehmen, Gemüse fünf Minuten darin braten.
5. Dann gekochten Wildreis und Hühnchen zum Gemüse geben, würzen und Kurkuma unterrühren.

Zubereitungszeit: circa 15 Minuten

Hähnchenschnitzel mit Champignons

MITTAG/ABENDESSEN

ERGIBT 2 PORTIONEN

250g	Champignons
1EL	Kokosöl
etwas	Zitronensaft
etwas	Petersilie
2	Hähnchenschnitzel
2EL	Butterschmalz
8	Cherrytomaten

302	Kalorien
2g	Kohlenhydrate
40g	Proteine
14g	Fette

Zubereitungszeit: circa 15 Minuten

1. Pilze waschen und in Scheiben schneiden, dann in Kokosöl rund zehn Minuten dünsten, dabei würzen. Einen Spritzer Zitrone hinzugeben.
2. Gehackte Petersilie untermengen.
3. Hähnchenschnitzel je Seite fünf Minuten in Butterschmalz braten, dann nach Belieben würzen.
4. Tomaten vierteln und drei Minuten im Bratfett dünsten.
5. Alles zusammen servieren.

Hähnchen mit Kräuterkäseschiff

MITTAG/ABENDESSEN

ERGIBT 2 PORTIONEN

3EL	Hot Sauce
3TL	Honig
2EL	Worcestersauce
1	Knoblauchzehe
350g	Hähnchenbrust
2EL	Frischkäse Kräuter
1	Salatgurke
180g	Hüttenkäse
	Basilikum, Petersilie, Schnittlauch

320	Kalorien
6g	Kohlenhydrate
46g	Proteine
6g	Fette

1. Hot Sauce mit Honig, Worcestersauce und gehacktem Knoblauch vermischen. Die Marinade auf das kleingeschnittene Hähnchen geben und fünf Minuten ziehen lassen.
2. Hähnchen mitsamt der Marinade anbraten.
3. Gehackte Kräuter und Frischkäse unter den Hüttenkäse rühren. Salatgurke längs in Zweiteilen, Samen aus der Gurkenmitte mit einem Löffel entfernen.
4. Dipp in die Gurkenmitte geben und die Gurken mit dem Hähnchen servieren.

Zubereitungszeit: circa 15 Minuten

Hähnchen im Salatbett

MITTAG/ABENDESSEN

ERGIBT	2 PORTIONEN
100g	Brauner Reis
2	Zwiebeln
2	Knoblauchzehen
2cm	Ingwer
300g	Hähnchenbrust
4	Frühlingszwiebeln
4	Salatblätter
2EL	Erdnussöl
4EL	Geflügelbrühe
2EL	Sojasauce
4EL	Reisessig
2TL	Sesam

646	Kalorien
69g	Kohlenhydrate
40g	Proteine
14g	Fette

1. Reis gemäß Verpackungsanweisung kochen.
2. Zwiebeln, Knoblauch und Ingwer hacken, Fleisch würfeln. Frühlingszwiebeln in kleine Ringe schneiden.
3. Fleisch, Zwiebeln, Knoblauch und Ingwer in einer Pfanne mit Öl anbraten.
4. Mit Brühe, Sojasauce und Essig lösche, das Ganze würzen und den Reis dazu rühren. Von der Platte nehmen, Frühlingszwiebeln dazu geben.
5. Den warmen Salat auf die gewaschenen Salatblätter geben und mit Sesam dekorieren.

Zubereitungszeit: circa 15 Minuten

Stuffed Chicken

MITTAG/ABENDESSEN

ERGIBT 2 PORTIONEN

400g	TK-Spinat
200g	Frischkäse
2	Hähnchenbrüste
2EL	Olivenöl
400g	Cherrytomaten

540	Kalorien
12	Kohlenhydrate
48	Proteine
34	Fette

1. Aufgetauten Spinat mit Frischkäse und Gewürzen nach Wahl vermengen.
2. Mit einem Messer eine Kerbe in die Hühnerbrüste schneiden, sodass eine Tasche entsteht. Diese mit dem Spinatmix füllen. Taschen mit Zahnstochern verschließen.
3. Die Taschen in einer Pfanne mit Olivenöl anbraten. Cherrytomaten hinzugeben und bei niedriger Hitze mit Deckel 20 Minuten garen lassen.
4. Erneut würzen.

Dazu schmeckt Wildreis!

Zubereitungszeit: circa 20 Minuten

MITTAG/ABENDESSEN

Bratkartoffeln mit Dipp

ERGIBT 2 PORTIONEN

400g Kartoffeln

2EL Olivenöl

500g Magerquark

Oregano, Paprikapulver, Currypulver

400 Kalorien

40g Kohlenhydrate

35g Proteine

11g Fette

1. Geschälte und geschnittene Kartoffeln mit Gewürzen vermengen.
2. Kartoffeln in einer Pfanne mit Olivenöl goldbraun braten.
3. Quark mit Oregano und 1TL Olivenöl verrühren.
4. Bratkartoffeln mit Dipp servieren.

Zubereitungszeit: circa 20 Minuten

MITTAG/ABENDESSEN

Mandelquinoa mit Spinat

ERGIBT 2 PORTIONEN

2kg	TK-Spinat
500g	Quinoa
4EL	Olivenöl
	Gemüsebrühepulver
500ml	Hafersahne
100g	Geraspelte Mandeln

499	Kalorien
49g	Kohlenhydrate
16g	Proteine
25g	Fette

1. TK-Spinat auftauen. Quinoa waschen und gemäß Verpackungsanleitung zubereiten.
2. Spinat in einer Pfanne dünsten und würzen. Gemüsebrühepulver unterrühren.
3. Hafersahne durch Spinat geben, fünf Minuten einkochen.
4. Mandeln separat ohne Öl rösten.
5. Spinat mit Quinoa servieren, Mandeln als Topping hernehmen.

Zubereitungszeit: circa 15 Minuten

Schneller Nudelsalat

Mittag/Abendessen

Ergibt 6 Portionen

300g	Dinkelnudeln
50g	Rucola
400g	Cherrytomaten
250g	Mini Mozzarella
3	Basilikumstiele
4EL	Grünes Pesto
2EL	Griech. Joghurt
2TL	Zitronensaft
1TL	Honig

300	Kalorien
28g	Kohlenhydrate
14g	Proteine
14g	Fette

Zubereitungszeit: circa 15 Minuten

1. Nudeln gemäß Verpackungsanweisung kochen.
2. Währenddessen Rucola und Tomaten waschen und mundgerecht zerkleinern, wenn nötig. Mozzarella abtropfen.
3. Basilikum hacken, dann mit grünem Pesto, Joghurt, 1EL Wasser, Zitronensaft, Honig, Salz und Pfeffer verrühren.
4. Nudeln mit Pestocreme vermengen, Rucola, Tomaten und Mozzarella unterheben.

Schmeckt kalt und warm.

Tuna Wrap

MITTAG/ABENDESSEN

ERGIBT 2 PORTIONEN

150g Thunfisch

2 Vollkornwraps

100g Hüttenkäse

4 Cherrytomaten

2 Frühlingszwiebeln

370 Kalorien

38g Kohlenhydrate

32g Proteine

8g Fette

1. Thunfisch abtropfen und mit Hüttenkäse und Gewürzen vermengen.
2. Wrap aufwärmen und mit Thunfischmasse betreichen.
3. Zerkleinerte Tomaten und Zwiebeln auflegen und alles einrollen.

Zubereitungszeit: circa 10 Minuten

Gefüllte Zucchiniröllchen

MITTAG/ABENDESSEN

ERGIBT	2 PORTIONEN
200g	Zucchini
3	Datteln
½	Paprika
Etwas	Schnittlauch
200g	Frischkäse Light

120	Kalorien
7g	Kohlenhydrate
4g	Proteine
7g	Fette

1. Datteln in Wasser einweichen, währenddessen Zucchini in sehr dünne Scheiben schneiden.
2. 50ml Wasser in einer Pfanne erhitzen, Zucchini darin kurz blanchieren.
3. Paprika würfeln, Schnittlauch und Datteln fein hacken. Dann mit Frischkäse verrühren und würzen.
4. Zucchinischeiben mit Frischkäsecreme bestreichen und einrollen. Mit einem Zahnstocher in Form halten.

Zubereitungszeit: circa 10 Minuten

Tomatenreis

MITTAG/ABENDESSEN

ERGIBT 2 PORTIONEN

1	Zwiebel
120g	Vollkornreis
160g	Kidneybohnen
200g	Geh. Tomaten
2EL	Tomatenmark
250ml	Gemüsebrühe

477	Kalorien
65g	Kohlenhydrate
15g	Proteine
15g	Fette

1. Zwiebel zerkleinern mit Öl glasig braten.
2. Reis dazugeben, mit Gemüsebrühe löschen und köcheln.
3. Nach fünf Minuten Kidneybohnen, Tomaten und Tomatenmark dazugeben, würzen.
4. Zehn Minuten kochen, dabei umrühren Falls zu wenig Flüssigkeit, dann Wasser nachgießen. Köcheln, bis der Reis gar ist.

Zubereitungszeit: circa 15 Minuten

Kichererbsen-Salat

MITTAG/ABENDESSEN

ERGIBT	4 PORTIONEN
Dose	Kichererbsen
6	Datteln
1	Schalotte
1	Paprika
3	Minzstiele
3	Petersilienstängel
3EL	Olivenöl
3EL	Balsamico Essig
2EL	Sesammus
2EL	Senf
480	Kalorien
36g	Kohlenhydrate
12g	Proteine
30g	Fette

Zubereitungszeit: circa 10 Minuten

1. Kichererbsen spülen, Datteln und Schalotte hacken. Paprika würfeln. Kräuter hacken, alles in einer Schüssel vermengen.
2. Mit 2EL Öl, 1EL essig, Salz und Pfeffer abschmecken.
3. Separat Sesammus, Senf, 2EL Essig, 2EL Wasser und 1EL Öl verrühren und würzen.
4. Dressing über den Salat geben.

Mittag/Abendessen

Möhren-Feta-Salat

Ergibt 2 Portionen

1	Schalotte
1	Chili
2	Minzstängel
300g	Möhren
50g	Fetakäse
1EL	Limettensaft
1TL	Honig
1EL	Leinöl

480	Kalorien
12g	Kohlenhydrate
47g	Proteine
24g	Fette

1. Schalotte würfeln und Chili und Minze fein hacken.
2. Geschälte Möhren mit einem Sparschäler in dünne Streifen schneiden, den Feta zerbröseln.
3. Limettensaft mit Honig, Öl und 1EL Wasser verrühren. Kräftig würzen.
4. Das Dressing mit Möhren, Schalotten und Chili vermengen und mit Feta dekorieren.

Zubereitungszeit: circa 10 Minuten

MITTAG/ABENDESSEN

Paprika-Zwiebel-Hähnchen

ERGIBT 2 PORTIONEN

2	Hähnchenbrüste
2	Zwiebeln
2	Paprika
150g	Sahne

1. Hähnchen mundgerecht zerkleinern und in Olivenöl anbraten. Dann beiseite legen.
2. Gemüse zerkleinern und in die Pfanne geben. Nach Belieben würzen. Wenn gar, dann mit Sahne löschen.
3. Hähnchenbruststreifen dazugeben und zusammen servieren.

Dazu schmeckt Reis gut.

527	Kalorien
26	Kohlenhydrate
40	Proteine
28	Fette

Zubereitungszeit: circa 15 Minuten

MITTAG/ABENDESSEN

Rote Beete Suppe

ERGIBT	2 PORTIONEN
1	Süßkartoffel
3	Rote Beete Knollen
1	Ingwer
2	Knoblauchzehe
2EL	Crème Fraîche
1TL	Kokosöl
500ml	Gemüsebrühe

350	Kalorien
51g	Kohlenhydrate
9g	Proteine
10g	Fette

1. Süßkartoffel und rote Beete in Würfel teilen, Ingwer und Knoblauch fein hacken.
2. Ingwer und Knoblauch in Kokosöl dünsten, dann restliches Gemüse hinzugeben. Mit Gemüsebrühe löschen.
3. Würzen und die Suppe etwa 15 Minuten einkochen (bis das Gemüse gar ist).
4. Mit einem Mixer pürieren, 1EL Crème Fraîche unterrühren.
5. Als Topping restliche Créme Fraîche obendrauf geben.

Zubereitungszeit: circa 20 Minuten

Chicken-Ananas-Salat

Mittag/Abendessen

Ergibt 2 Portionen

150g	Salat
100g	Cherrytomaten
Halbe	Avocado
2	Scheiben Ananas
150g	Hähnchenbrust
1EL	Olivenöl
1EL	Kokosöl
2EL	Apfelessig

527	Kalorien
30g	Kohlenhydrate
38g	Proteine
27g	Fette

1. Salat und Tomaten waschen und mundgerecht schneiden.
2. Fruchtfleisch aus halbierter Avocado lösen und ebenfalls kleinschneiden.
3. Ananasscheiben mit Kokosöl anbraten, bis leicht bräunlich.
4. Hähnchenbrust würzen und anbraten, erst dann kleinschneiden.
5. Dressing mit Olivenöl, Essig und Gewürzen erstellen, mit Salat vermischen. Ananas und Hähnchenbrust als Topping verwenden.

Zubereitungszeit: circa 20 Minuten

Überbackenes Brot

MITTAG/ABENDESSEN

ERGIBT 2 PORTIONEN

6	Vollkornbrotscheiben
2	Thunfischdosen
160g	Mozzarella light
2	Tomaten
1	Zwiebel

500	Kalorien
32	Kohlenhydrate
60	Proteine
13	Fette

1. Brotscheiben mit abgetropftem Thunfisch belegen.
2. Thunfischbrote mit gehackten Zwiebeln, gewürfelten Tomaten und Mozzarellascheiben belegen.
3. Brote auf ein mit Backpapier belegtes Blech geben und 15 Minuten bei 180°C im vorgeheizten Ofen backen.

Zubereitungszeit: circa 3 Minuten zzgl. Backzeit

Mittag/Abendessen

Ergibt 4 Portionen

4	Vollkornbrotscheiben
1	Tomate
20g	Rucola
4	Scheiben Pastrami
5g	Passierte Tomaten
	Kräuter

137	Kalorien
13g	Kohlenhydrate
12g	Proteine
3g	Fette

Zubereitungszeit: circa 5 Minuten

Pastrami Sandwich

1. Rucola und Tomate waschen, Tomate in Scheiben schneiden.
2. Passierte Tomate würzen und Kräuter zugeben.
3. Brotscheiben mit passierten Tomaten bestreichen, Rucola, Tomate und Pastrami auflegen. Sandwich mit zweiter Brotseite zuklappen und genießen!

Dazu schmeckt knackiger Salat.

MITTAG/ABENDESSEN

Blumenkohlcurry

ERGIBT	2 PORTIONEN
3	Möhren
½	Blumenkohl
2	Hähnchenbrüste
3	Frühlingszwiebeln
2l	Gemüsebrühe
2EL	Olivenöl
100ml	Kokosmilch
2EL	Currypulver

444	Kalorien
26g	Kohlenhydrate
43g	Proteine
20g	Fette

1. Gewaschene Möhren in Scheiben schneiden, Blumenkohl in Röschen teilen, Frühlingszwiebeln zerkleinern und Hähnchenbrust in Streifen schneiden.
2. Gemüsebrühe aufkochen, Blumenkohl darin garen.
3. Hähnchenbrust in Olivenöl anbraten, Möhren und Frühlingszwiebeln hinzugeben. Wenn gar, dann Kokosmilch, Currypulver und Paprikapulver zugeben.
4. Blumenkohl in die Pfanne geben und alles nach Belieben würzen.

Zubereitungszeit: circa 20 Minuten

Spanischer Eintopf

MITTAG/ABENDESSEN

ERGIBT 4 PORTIONEN

1	Weißkohl
150g	Chorizo
1	Karotte
1	Zwiebel
700ml	Gemüsebrühe
½	Petersilie
1TL	Kümmel
1EL	Olivenöl

194	Kalorien
15g	Kohlenhydrate
9g	Proteine
8g	Fette

1. Weißkohl, Karotte und Zwiebel mundgerecht zerkleinern.
2. Zwiebel in einem Topf mit Olivenöl dünsten. Weißkohl hinzugeben und dann mit Brühe löschen.
3. Möhre hineingeben, mit Kümmel würzen und dann in Scheiben geschnittene Chorizo zugeben.
4. 15 Minuten einkochen.
5. Beim Servieren mit gehackter Petersilie dekorieren.

Zubereitungszeit: circa 20 Minuten

MITTAG/ABENDESSEN

ERGIBT 2 PORTIONEN

2	Kalbsschnitzel
200g	Champignons
1	Zwiebel
4EL	Griech. Joghurt
4	Kartoffeln
2EL	Petersilie
2EL	Olivenöl

449	Kalorien
41g	Kohlenhydrate
39g	Proteine
14g	Fette

Champignon Kalbsschnitzel

1. Das gesamte Gemüse waschen und schneiden.
2. Kartoffeln kochen.
3. Kalbsschnitzel plätten, würzen und mit Olivenöl von beiden Seiten goldbraun braten.
4. Zwiebeln im Schnitzelbrät andünsten, Champignons hinzugeben. 5 Minuten dünsten. Mit etwas Wasser löschen, Joghurt unterrühren.
5. Kartoffeln abschütten, alles zusammen servieren und mit Petersilie bestreuen.

Zubereitungszeit: circa 20 Minuten

Chicken Ratatouille

Mittag/Abendessen

Ergibt	2 Portionen
1	Dose Tomaten
250g	Hähnchenbrust
250g	Gnocchi
2	Knoblauchzehen
1	Paprika
1	Aubergine
1	Zwiebel
1	Zucchini
2EL	Tomatenmark
2EL	Kokosöl
1EL	Butter

613	Kalorien
64g	Kohlenhydrate
42g	Proteine
21g	Fette

1. Zwiebel und Knoblauch hacken. Restliches Gemüse würfeln und Hähnchen mundgerecht zerteilen.
2. Hähnchen mit Zwiebel in einer Pfanne mit Kokosöl anbraten. Dann restliches Gemüse hinzugeben und sieben Minuten bei mittlerer Temperatur anschwitzen.
3. Separat die Gnocchi mit Butter garen.
4. Dosentomaten und Tomatenmark ins Gemüse geben, 5-10 Minuten einkochen.
5. Gnocchi in das Ratatouille rühren und zusammen servieren.

Zubereitungszeit: circa 20 Minuten

Mittag/Abendessen

Veggie-Bolo

Ergibt	2 Portionen
1	Zucchini
2	Möhren
2	Tomaten
1	Knoblauchzehe
1	Zwiebel
100g	Schafskäse
200g	Pasta
2EL	Olivenöl

470	Kalorien
50g	Kohlenhydrate
22g	Proteine
20g	Fette

Zubereitungszeit: circa 20 Minuten

1. Pasta nach Verpackungsanleitung kochen.
2. Gemüse waschen und in mundgerechte Stücke zerteilen. Schafskäse fein bröseln.
3. Das Gemüse scharf in Olivenöl anbraten, würzen und 5 Minuten köcheln lassen.
4. Nudeln mit Bolognese und Schafskäse als Topping servieren.

Hackfleisch-Spinat-Mix

MITTAG/ABENDESSEN

ERGIBT 2 PORTIONEN

350g Rinderhackfleisch

1 Zwiebel

1 Paprika

Dose Stückige Tomaten

500g TK-Spinat

5 Frühlingszwiebeln

505 Kalorien

20 Kohlenhydrate

47 Proteine

26 Fette

1. Hackfleisch in etwas Olivenöl anbraten, gewürfelte Zwiebel und Paprika hinzugeben.
2. Mit stückigen Tomaten löschen, nach Belieben würzen (z.B. mit Paprikapulver, Chili, Kümmel etc.).
3. Frühlingszwiebeln kleinschneiden und zusammen mit Spinat in die Pfanne geben und köcheln bis gar.

Tipp: dazu schmeckt Fetakäse wunderbar.

Zubereitungszeit: circa 15 Minuten

MITTAG/ABENDESSEN

Gnocchi in Rahmsauce

ERGIBT 2 PORTIONEN

500g	Gnocchi
1	Zwiebel
200g	Champignons
Etwas	Olivenöl
200ml	Gemüsebrühe
50g	Frischkäse
100g	Sojasahne

436	Kalorien
78g	Kohlenhydrate
12g	Proteine
8g	Fette

1. Gnocchi nach Verpackung zubereiten.
2. Zwiebel und Champignons zerkleinern und in Öl dünsten. Mit Gemüsebrühe löschen, 5 Minuten einkochen.
3. Frischkäse und Sahne hinzugeben, würzen und Sauce über Gnocchi geben.

Zubereitungszeit: circa 15 Minuten

Chicken Avocado Sandwich

MITTAG/ABENDESSEN

ERGIBT 2 PORTIONEN

2	Scheiben Putenbrust
1	Avocado
4TL	Mayonnaise
1	Zwiebel
4	Cherrytomaten
2	Vollkornbrotscheiben

226	Kalorien
18g	Kohlenhydrate
6g	Proteine
12g	Fette

1. Avocado schälen, Kern entfernen und, genau wie Tomaten und Zwiebeln auch, in Scheiben schneiden.
2. Brot mit Mayonnaise bestreichen, Putenbrust darauf platzieren.
3. Avocado, Tomaten und Zwiebeln auflegen.
4. Nach Bedarf würzen.

Zubereitungszeit: circa 5 Minuten

Pasta an Walnusspesto

MITTAG/ABENDESSEN

ERGIBT 2 PORTIONEN

200g	Vollkornpasta
100g	Cherrytomaten
2	Knoblauchzehen
80g	Getr. Tomaten
60g	Walnüsse
30ml	Olivenöl

723	Kalorien
75g	Kohlenhydrate
19g	Proteine
36g	Fette

1. Pasta gemäß Verpackungsanweisung kochen.
2. Hälfte der Tomaten, Knoblauch, getrocknete Tomaten und 50g Walnüsse zu einer Paste verrühren und würzen.
3. Restliche Cherrytomaten halbieren.
4. Nudeln mit Pesto vermengen, restliche Tomaten und Walnüsse zur Dekoration verwenden.

Zubereitungszeit: circa 15 Minuten

MITTAG/ABENDESSEN

Couscousbowl

ERGIBT	2 PORTIONEN
100g	Couscous
200g	Hühnerbrust
4	Karotten
2	Zucchinis
300g	Brokkoli
	Bärlauch

411	Kalorien
50g	Kohlenhydrate
38g	Proteine
4g	Fette

1. Brokkoli dünsten.
2. Hühnerfleisch würzen und in mundgerechten Stücken braten.
3. Karotten und Zucchini zerkleinern. Fleisch aus der Pfanne nehmen und Gemüse darin anbraten.
4. Mit ausreichend Wasser ablöschen, Gemüse darin garen.
5. Wenn Gemüse gar, dann Couscous und Fleisch zugeben.
6. Alles zusammen mit Brokkoli servieren und mit Bärlauch toppen.

Zubereitungszeit: circa 15 Minuten

Tomate-Mozzarella-Salat

MITTAG/ABENDESSEN

ERGIBT 2 PORTIONEN

2	Kugeln Mozzarella
20	Cherrytomaten
etwas	Basilikum
2EL	Olivenöl
2EL	Balsamico

224	Kalorien
4g	Kohlenhydrate
21g	Proteine
14g	Fette

1. Mozzarella, Tomaten und Basilikum waschen und kleinschneiden.
2. Alles in einer Schüssel unterheben, mit Olivenöl, Balsamico und Gewürzen nach Wahl anmachen.

Zubereitungszeit: circa 5 Minuten

MITTAG/ABENDESSEN

Kartoffeln mit Senf-Ei-Sauce

ERGIBT	2 PORTIONEN
400g	Kartoffeln
2	Eier
2EL	Mehl
2TL	Pflanzenöl
20ml	Fettarme Milch
100ml	Gemüsebrühe
4EL	Senf

296	Kalorien
1g	Kohlenhydrate
12g	Proteine
21g	Fette

1. Kartoffeln schälen und in einem Topf kochen.
2. Eier parallel kochen.
3. Öl und Mehl in einer heißen Pfanne verrühren, mit Milch und Brühe löschen, dauerhaft rühren. Gemisch würzen und Senf unterrühren.
4. Eier abschrecken, pellen und halbiert in die Sauce geben.
5. Eisauce zu den abgeschütteten Kartoffeln servieren.

Zubereitungszeit: circa 15 Minuten

MITTAG/ABENDESSEN

ERGIBT	2 PORTIONEN
80g	Sojagranulat
	Gemüsebrühe
2	Rote Paprika
1	Chilischote
1	Zwiebel
1	Knoblauchzehe
Etwas	Olivenöl
Dose	Tomaten
Dose	Kidneybohnen
Dose	Mais

362	Kalorien
35g	Kohlenhydrate
32g	Proteine
7g	Fette

Chili sin Carne

1. Sojagranulat in Brühe gemäß Verpackung zubereiten.
2. Frisches Gemüse zerkleinern. Knoblauch und Zwiebel in Öl dünsten. Soja hinzugeben.
3. Mit Dosentomaten löschen, Gemüse hinzugeben 15 Minuten einkochen.
4. Bohnen und Mais hinzufügen und nach Belieben würzen.

Dazu schmeckt Vollkornbrot.

Zubereitungszeit: circa 10 Minuten zzgl. Kochzeit

Kokossuppe

MITTAG/ABENDESSEN

ERGIBT 2 PORTIONEN

350ml	Rinderbrühe
120ml	Kokosmilch
½TL	Ingwer
50ml	Zitronensaft
80g	Rinderfilet
1EL	Kokosöl
1EL	Basilikum
etwas	Chiliflocken

434	Kalorien
9g	Kohlenhydrate
21g	Proteine
46g	Fette

1. Zerkleinertes Rindfleisch in Pfanne mit Kokosöl anbraten. Dann die restlichen Zutaten hinzugeben und 20 Minuten einkochen.
2. Etwas Basilikum als Deko auf den Teller geben.

Dazu schmeckt Reis!

Zubereitungszeit: circa 5 Minuten zzgl. Kochzeit

Mittag/Abendessen

Entrecôte

Ergibt 2 Portionen

400g	Entrecôte
Etwas	Thymian
70g	Butter
2EL	Olivenöl
1	Knoblauchzehe

649	Kalorien
2g	Kohlenhydrate
51g	Proteine
48g	Fette

1. Fleisch würzen, in einer heißen Pfanne mit Olivenöl, Butter, Thymian und Knoblauch garen.
2. Je nach gewünschtem Garpunkt unter Wenden anbraten (nach sechs Minuten ist es „well done").
3. In einem vorgeheizten Ofen bei 60°C weitere acht Minuten garen.

Zubereitungszeit: circa 15 Minuten

Paprika-Risotto

MITTAG/ABENDESSEN

ERGIBT 4 PORTIONEN

250g Vollkornreis Typ Risotto

6 Paprika

1 Zwiebel

1 Knoblauchzehe

800ml Gemüsebrühe

125ml Sojacreme

4EL Olivenöl

2EL Balsamico

466 Kalorien

66g Kohlenhydrate

10g Proteine

18g Fette

1. Zwiebel und Knoblauch zerkleinern und mit etwas Olivenöl in einer Pfanne dünsten.
2. Reis hinzufügen und mit Gemüsebrühe löschen. Würzen und einkochen, bis die Flüssigkeit vom Reis aufgenommen ist.
3. Paprika mundgerecht zerkleinern, 5 Minuten mit Olivenöl dünsten. Balsamico zufügen und würzen – drei Minuten mit Deckel einkochen.
4. Sojacreme unter Risotto rühren, Paprika hinzugeben und erneut kurz einkochen.

Zubereitungszeit: circa 15 Minuten

MITTAG/ABENDESSEN

Dönersalat

ERGIBT 2 PORTIONEN

400g	Hähnchenbrust
400g	Eisbergsalat
2	Tomaten
½	Gurke
60g	Mais
80g	Rotkraut
	Olivenöl
100g	Naturjoghurt
	Knoblauchpulver
	Petersilie

385	Kalorien
18g	Kohlenhydrate
56g	Proteine
8g	Fette

1. Fleisch in Streifen teilen, mit etwas Öl anbraten.
2. Gemüse waschen und mundgerecht zerkleinern. Petersilie fein hacken.
3. Naturjoghurt mit Knoblauch, Petersilie und Gewürzen nach Wahl vermischen.
4. Gemischtes Gemüse auf einen Teller geben, mit Hähnchenstreifen belegen und dem Dipp begießen.

Mit restlicher Petersilie garnieren.

Zubereitungszeit: circa 15 Minuten

Nudeln Asia Art

Mittag/Abendessen

Ergibt 2 Portionen

160g	Vollkornnudeln
250g	Hühnerbrust
1	Zwiebel
2	Tomaten
1	Paprika
8	Champignons
1TL	Kokosöl

441	Kalorien
55g	Kohlenhydrate
41g	Proteine
4g	Fette

1. Nudeln gemäß Verpackung kochen.
2. Gesamtes Gemüse waschen und kleinschneiden.
3. Etwas Öl in einer Pfanne erhitzen, Gemüse darin anbraten. Hühnerbrust in mundgerechten Stücken hinzugeben.
4. Wenn Fleisch gar, dann Nudeln hinzugeben und alles fünf Minuten zusammen braten.

Zubereitungszeit: circa 15 Minuten

MITTAG/ABENDESSEN

Knoblauchgarnelen

ERGIBT 2 PORTIONEN

260g	Garnelen
8	Frisches Ei (Klasse M)
2EL	Blaubeeren
Schuss	Zitronensaft

212	Kalorien
6g	Kohlenhydrate
25g	Proteine
10g	Fette

1. Brate die Garnelen mitsamt dem in Scheiben geschnittenen Knoblauch für drei Minuten in etwas Butter an.
2. Lösche die Garnelen mit einem Schuss Zitronensaft ab und würze sie nach Bedarf.
3. Dazu schmeckt Reis oder Salat.

Zubereitungszeit: circa 10 Minuten

Lachs mit Mangosauce

MITTAG/ABENDESSEN

ERGIBT 2 PORTIONEN

2	Lachsfilets
2TL	Honig
8EL	Mango Salsa
1	Dose Bohnen
4EL	Olivenöl
2TL	Zitronensaft

299	Kalorien
15g	Kohlenhydrate
33g	Proteine
12g	Fette

1. Honig mit Zitronensaft vermengen, auf das gewürzte Lachsfilet streichen.
2. Lachssteak in einer heißen Pfanne mit Olivenöl garen.
3. Bohnen mit Salsa in einem Topf erhitzen und würzen.
4. Lachs mit Bohnen servieren.

Zubereitungszeit: circa 10 Minuten

Karotten-Kichererbsen-Pfanne

MITTAG/ABENDESSEN

ERGIBT	6 - 8 PORTIONEN
200g	Kichererbsen
3	Karotten
3	Frühlingszwiebeln
250g	Rinderhackfleisch
2EL	Tomatenmark
3EL	Petersilie
150g	Naturjoghurt

466	Kalorien
30g	Kohlenhydrate
38g	Proteine
22g	Fette

Zubereitungszeit: circa 15 Minuten

1. Gemüse säubern und mundgerecht zerkleinern.
2. Rinderhack in Pfanne anbraten bis gar.
3. Tomatenmark hinzugeben, Fleisch würzen.
4. Gemüse und Petersilie zugeben und fünf Minuten garen.
5. Joghurt als Dipp dazu servieren.

Herzhafte Crêpes

MITTAG/ABENDESSEN

ERGIBT	2 PORTIONEN
80g	Proteinpancake Mix
230ml	Wasser
10g	Kokosöl
2	Eier
2 Scheiben	Hähnchenbrust-Aufschnitt

150	Kalorien
4g	Kohlenhydrate
18g	Proteine
7g	Fette

1. Backmischung mit Wasser vermengen, bis ein Teig entsteht.
2. Teig mit Hälfte des Öls in einer Pfanne zu zwei Crêpes backen.
3. Mit dem restlichen Öl zwei Spiegeleier braten. Diese dann mit je einer Scheibe Hähnchenbrust in die Mitte eines Crêpes legen. Würzen und heiß genießen.

Zubereitungszeit: circa 10 Minuten

MITTAG/ABENDESSEN

ERGIBT 2 PORTIONEN

2	Vollkornburgerbuns
300g	Hühnerbrust
Etwas	Eisbergsalat
1	Zwiebel
1	Tomate
2EL	Ketchup zuckerfrei
2EL	Olivenöl

400	Kalorien
34g	Kohlenhydrate
41g	Proteine
8g	Fette

Chicken Burger

1. Fleisch würzen und mit etwas Olivenöl in der Pfanne beidseitig anbraten, bis es gar ist.
2. Brötchen halbieren und untere Hälfte mit Ketchup, bestreichen.
3. Fleisch auflegen und Salat, Tomate und Zwiebel auflegen.
4. Obere Brötchenhälfte auflegen – fertig!

Zubereitungszeit: circa 15 Minuten

MITTAG/ABENDESSEN

ERGIBT 2 PORTIONEN

2	Hühnerbrüste
2EL	Walnüsse
2EL	Frischkäse

291	Kalorien
2g	Kohlenhydrate
46g	Proteine
11g	Fette

Gefüllte Hühnerbrust

1. Ritze eine Tasche in die Hühnerbrüste.
2. Befülle die Hühnerbrüste mit Frischkäse, gehackten Walnüssen und Gewürzen.
3. Verschließe die Taschen und backe sie für 20 Minuten bei 200°C im vorgeheizten Ofen.

Dazu schmeckt Brokkoli.

Zubereitungszeit: circa 5 Minuten zzgl. Backzeit

Chili con Carne nach Lammfleischart

MITTAG/ABENDESSEN

ERGIBT 2 PORTIONEN

300g	Lammhackfleisch
200g	Kidneybohnen
4EL	Tomatenmark
200g	Weiße Bohnen
1	Chilischote
2	Knoblauchzehen
2EL	Olivenöl
1	Zwiebel

520	Kalorien
30g	Kohlenhydrate
44g	Proteine
22g	Fette

1. Zwiebel, Knoblauch und Chili zerhacken und anbraten. Hackfleisch zugeben bis Garpunkt erreicht.
2. Tomatenmark unterrühren, dann Kidney und Weiße Bohnen hinzugeben. Zusammen 10 Minuten einkochen lassen, nach Bedarf würzen und mit einer Scheibe Vollkornbrot genießen.

Zubereitungszeit: circa 10 Minuten zzgl. Kochzeit

Kartoffelpuffer

MITTAG/ABENDESSEN

ERGIBT 2 PORTIONEN

400g	Kartoffeln
½	Zwiebel
40g	Proteinpulver neutral
30g	Kokosöl

368	Kalorien
36g	Kohlenhydrate
17g	Proteine
16g	Fette

Zubereitungszeit: circa 20 Minuten

1. Geschälte Kartoffeln und Zwiebel reiben.
2. Die Flüssigkeit aus der Masse drücken.
3. Proteinpulver, Salz, Pfeffer und ggf. Muskat untermengen.
4. In eine Pfanne mit Öl nacheinander Teigklekse hineingeben und knusprig anbraten.

Dazu schmeckt Apfelmark!

Hühnerbrust an Rosenkohl und Nudeln

MITTAG/ABENDESSEN

ERGIBT 2 PORTIONEN

300g	Hühnerbrust
160g	Vollkornnudeln
200g	Rosenkohl
2	Tomaten
4EL	Sojasauce
4EL	Erdnussöl

630	Kalorien
60g	Kohlenhydrate
48g	Proteine
18g	Fette

Zubereitungszeit: circa 20 Minuten

1. Hühnerbrust würzen und beidseitig anbraten. Dann 10 Minuten in den 150°C heißen Ofen legen.
2. Währenddessen Vollkornnudeln und Rosenkohl kochen.
3. Tomaten würfeln und anschwitzen, die Hühnerbrust in Streifen schneiden.
4. Nudeln, Rosenkohl und Hähnchenstreifen zu den Tomaten geben und vermengen. Sojasauce und Gewürze unterrühren.

Asiapfanne

MITTAG/ABENDESSEN

ERGIBT	2 PORTIONEN
1	Brokkoli
1	Rote Paprika
2	Möhren
350g	Rindfleisch
2TL	Kokosöl
4EL	Sojasauce
30g	Cashewkerne

494	Kalorien
23g	Kohlenhydrate
51g	Proteine
19g	Fette

1. Gemüse waschen und mundgerecht zerkleinern. Alles zusammen mit etwas Kokosöl acht Minuten braten.
2. Rindfleisch in Streifen schneiden. Gemüse aus der Pfanne nehmen, Rind hineingeben und kurz anbraten. Mit Sojasauce löschen, dann zusammen mit Gemüse servieren.
3. Zuletzt Cashewkerne als Topping auf den Teller geben.

Zubereitungszeit: circa 15 Minuten

Thunfischburger

MITTAG/ABENDESSEN

ERGIBT 2 PORTIONEN

2	Vollkornburgerbuns
2	Scheibenkäse light
2	Eier
1	Zwiebel
2EL	Senf
1	Tomate
2	Dosen Thunfisch

420	Kalorien
23g	Kohlenhydrate
47g	Proteine
7g	Fette

1. Thunfisch abtropfen und mit Eiern und Gewürzen vermengen. Daraus zwei Buletten formen.
2. Buletten mit Olivenöl etwa 15 Minuten in einer Pfanne anbraten. Regelmäßig wenden.
4. Kurz vor Ende der Zeit den Käse auf die Buletten geben.
5. Bulette auf halbierte Brötchen geben. Mit Tomatenscheiben, Zwiebel und Senf toppen und Oberseite des Brötchens auflegen.

Zubereitungszeit: circa 15 Minuten zzgl. Back- und Bratzeit

Ricottapenne

MITTAG/ABENDESSEN

ERGIBT 2 PORTIONEN

180g	Vollkornnudeln
400g	TK-Spinat
1	Knoblauchzehe
90g	Ricotta
100g	Tomaten
15g	Pinienkerne

469	Kalorien
65g	Kohlenhydrate
20g	Proteine
11g	Fette

1. Nudeln gemäß Verpackungsanleitung kochen.
2. Spinat in einer Pfanne auftauen, Knoblauch, Ricotta und zerkleinerte Tomaten hinzugeben.
3. Pinienkerne kurz separat anrösten. Alles zusammen servieren.

Zubereitungszeit: circa 15 Minuten

MITTAG/ABENDESSEN

ERGIBT 2 PORTIONEN

250g	Kartoffeln
300g	Kalbsfleisch
1	Zwiebel
2	Knoblauchzehen
250ml	Brühe
2EL	Olivenöl

253	Kalorien
24g	Kohlenhydrate
34g	Proteine
2g	Fette

Kartoffel-Kalb-Eintopf

1. Knoblauch und Zwiebel schälen und kleinschneiden.
2. Fleisch und Kartoffeln waschen und in mundgerechte Stücke teilen.
3. Olivenöl in einem Topf erhitzen, Zwiebel und Knoblauch anbraten. Dann Fleisch hinzugeben.
4. Mit Gemüsebrühe ablöschen, dann Kartoffeln hinzugeben.
5. Nach Bedarf würzen und 10 Minuten einkochen lassen.

Zubereitungszeit: circa 15 Minuten zzgl. Kochzeit

Salat mit Schinken-Käse Topping

MITTAG/ABENDESSEN

ERGIBT	2 PORTIONEN
200g	Gem. Salat
60g	Kohlrabi
40g	Möhren
6	Scheiben Putenschinken
6	Scheiben Käse
2EL	Frischkäse
2	Eier
2EL	Mehl
2EL	Fettarme Milch
6EL	Walnüsse
2EL	Olivenöl

369	Kalorien
10g	Kohlenhydrate
24g	Proteine
26g	Fette

1. Schinkenscheiben mit Frischkäse bestreichen, Käsescheiben auflegen und einrollen.
2. Ei mit Milch verquirlen.
3. Geformte Röllchen in Mehl wälzen, durch Ei-Milch-Gemisch fahren, dann in Walnuss panieren. Bei 180°C für fünf Minuten backen.
4. Salat waschen, schneiden und mit Olivenöl und Gewürzen anmachen.
5. Röllchen mit Salat servieren.

Zubereitungszeit: circa 15 Minuten

Schweinekotelett

Mittag/Abendessen

Ergibt 2 Portionen

2	Schweinekoteletts
160g	Dijonsenf
2TL	Thymian
1	Knoblauchzehe
2EL	Kokosöl
200g	Brokkoli

285	Kalorien
6g	Kohlenhydrate
24g	Proteine
20g	Fette

1. Senf mit Thymian und gehacktem Knoblauch verrühren und über gewürzte Koteletts geben.
2. Koteletts in einer Pfanne mit Kokosöl anbraten und danach 5 Minuten im auf 220°C vorgeheizten Ofen garen.
3. Brokkoli in der Fleischpfanne dünsten.

Zusammen servieren.

Zubereitungszeit: circa 10 Minuten

Bohneneintopf

MITTAG/ABENDESSEN

ERGIBT	2 PORTIONEN
1	Zwiebel
1	Knoblauchzehe
1	Paprika
1	Dose Bohnen
1 EL	Olivenöl
100ml	Weißwein
Dose	Stückige Tomaten
1 EL	Ajvar
1 TL	Agavendicksaft
2	Petersilienstängel

45	Kalorien
1g	Kohlenhydrate
3g	Proteine
3g	Fette

1. Zwiebel und Paprika würfeln, Knoblauch hacken. Weiße Bohnen abtropfen.
2. Zwiebeln, Knoblauch und Paprika in einem Topf mit Öl erhitzen, mit Wein löschen und drei Minuten einkochen.
3. Dann stückige Tomaten und Ajvar hinzugeben und 15 Minuten einkochen. Mit Agavendicksaft und Gewürzen abschmecken.
4. Vor dem Servieren mit Petersilie dekorieren.

Zubereitungszeit: circa 15 Minuten

Ofenlachs an Mash

MITTAG/ABENDESSEN

ERGIBT 2 PORTIONEN

2 Brokkoli

300g Lachsfilet

3EL Kokosöl

100g Cherrytomaten

482 Kalorien

15g Kohlenhydrate

47g Proteine

23g Fette

1. Brokkoli zerteilen und 10 Minuten kochen.
2. Auflaufform mit Kokosöl fetten und Lachsfilets reinlegen. Gewaschene und halbierte Tomaten dazugeben, 15 Minuten im vorgeheizten Ofen bei 180°C backen.
3. Gekochten Brokkoli mit Stampfer zerdrücken, etwas Kokosöl hinzugeben und würzen.
4. Dazu das Lachsfilet mit Tomaten servieren.

Zubereitungszeit: circa 10 Minuten zzgl. Koch- und Backzeit

MITTAG/ABENDESSEN

Brokkolisuppe

ERGIBT	2 PORTIONEN
1	Brokkoli
1	Zwiebel
1TL	Rapsöl
200g	Kartoffeln
50g	Schinkenwürfel
150g	TK-Erbsen
2EL	Sonnenblumenkerne

332	Kalorien
27g	Kohlenhydrate
23g	Proteine
12g	Fette

1. Gewürfelte Zwiebel und Schinkenwürfel in einem Topf mit Rapsöl anbraten. Geteilten Brokkoli hinzugeben.
2. Geschälte und gewürfelte Kartoffeln hinzugeben, mit Wasser bedecken und alles 10 Minuten kochen.
3. Erbsen separat für fünf Minuten kochen, dann mit in den Brokkolitopf geben.
4. Alles pürieren. Bei Verzehr mit Sonnenblumenkernen dekorieren.

Zubereitungszeit: circa 15 Minuten zzgl. Kochzeit

Turbo Pasta

MITTAG/ABENDESSEN

ERGIBT	2 PORTIONEN
150g	Vollkornnudeln
15g	Parmesan
2	Knoblauchzehen
500g	Brokkoli
40g	Rucola
15g	Pinienkerne
3EL	Olivenöl

600	Kalorien
59g	Kohlenhydrate
20g	Proteine
30g	Fette

1. Nudeln gemäß Verpackungsanweisung zubereiten. Etwa drei Minuten vor Ende der Garzeit Brokkoli hinzugeben.
2. Parmesan reiben, Knoblauch hacken.
3. Pinienkerne ohne Öl rösten, dann herausnehmen und Knoblauch im Öl anbraten. Alle anderen Zutaten hinzugeben und vermengen.

Zubereitungszeit: circa 15 Minuten

MITTAG/ABENDESSEN

ERGIBT 2 PORTIONEN

400g	Rinderhack
4	Vollkornbrötchen
1	Zwiebel
2	Tomaten
4	Scheiben Käse
2EL	Olivenöl
Etwas	Tomatenketchup

435	Kalorien
27g	Kohlenhydrate
36g	Proteine
18g	Fette

Cheeseburger

1. Gemüse waschen und schneiden.
2. Hackfleisch würzen und zu vier Burgern formen. In einer Pfanne mit Olivenöl anbraten.
3. Käsescheiben auf braunes Hackfleisch legen, bis geschmolzen.
4. Brötchen mittig durchschneiden, mit Salat, Tomatenketchup und Fleisch belegen.

Zubereitungszeit: circa 15 Minuten

Hühnerfrikassee

MITTAG/ABENDESSEN

ERGIBT 2 PORTIONEN

250	Hühnerbrust
1	Möhre
80g	Kohlrabi
4	Stangen Spargel
300ml	Brühe
6EL	Saure Sahne

236	Kalorien
5g	Kohlenhydrate
40g	Proteine
6g	Fette

1. Zutaten waschen und kleinschneiden.
2. Alle Zutaten außer der Sahne rund 10 Minuten in einem Kochtopf kochen.
3. Saure Sahne unterrühren, Gericht würzen und nach fünf weiteren Minuten servieren.

Zubereitungszeit: circa 15 Minuten zzgl. Kochzeit

MITTAG/ABENDESSEN

Lachs an Spinat

ERGIBT 2 PORTIONEN

300g Lachsfilet

300g Spinat

1 Zwiebel

2 Knoblauchzehen

2EL Olivenöl

269 Kalorien

5g Kohlenhydrate

34g Proteine

11g Fette

1. Knoblauch und Zwiebel schälen und kleinschneiden.
2. Spinat in einem Topf würzen und mit einem Schluck Wasser köcheln.
3. In einer Pfanne Zwiebel, Knoblauch und Lachs anbraten.
4. Lachs mit Spinat servieren.

Zubereitungszeit: circa 15 Minuten

DESSERT

Nicecream

ERGIBT 2 PORTIONEN

2	Reife Bananen
50ml	Fettarme Milch
2 TL	Mandelmus

165	Kalorien
27g	Kohlenhydrate
27g	Proteine
3g	Fette

1. Bananen schälen, schneiden und luftdicht verpackt rund fünf Stunden einfrieren.
2. Bananen mit Mixer oder in Smoothiemaker mitsamt Milch und Mandelmus cremig pürieren.
3. Das Eis kalt genießen.

Zubereitungszeit: circa 3 Minuten zzgl. Gefrierzeit

Ananas-Kokos-Creme

Dessert

Ergibt 4 Portionen

500g Magerquark

200g Fettarmer Joghurt

½ Ananas

40g Kokosflocken

208 Kalorien

11g Kohlenhydrate

21g Proteine

8g Fette

1. Joghurt und Quark verrühren.
2. Ananas schneiden, zusammen mit Kokosflocken in Creme unterheben.
3. Etwas Kokosflocken und Ananas als Dekoration oben auflegen.

Zubereitungszeit: circa 3 Minuten

Schichtdessert

ERGIBT 2 PORTIONEN

500g	Erdbeeren
½	Zitrone
40g	Baisertropfen
250g	Magerquark
250g	Griech. Joghurt
2EL	Fettarme Milch
2	Päckchen Vanillezucker

220	Kalorien
26g	Kohlenhydrate
13g	Proteine
7g	Fette

1. Gewaschene Erdbeeren zerkleinern, Zitronenschale reiben und Baiser grob zerbröckeln.
2. In einer Schale Quark, Joghurt, Milch, Vanillezucker und Zitronenschale verrühren.
3. Die Creme, Baiserstückchen und Erdbeeren abwechselnd in zwei Dessertgläsern schichten.

Zubereitungszeit: circa 10 Minuten

Grapefruit Grütze

ERGIBT 2 PORTIONEN

1	Pinke Grapefruit
1	Gelbe Grapefruit
1	Orange
20g	Brauner Zucker
10g	Speisestärke
10g	Baiser

1. Weiße Haut von pinker Grapefruit, gelber Grapefruit und Orange entfernen. Fruchfleisch-Filets herausschneiden, herabtropfenden Saft dabei auffangen. Die Reste gut ausdrücken.
2. Den aufgefangenen Saft (ca. 120 ml) mit Wasser bis auf 200 ml auffüllen. Mit 20g braunem Zucker aufkochen.
3. Separat 10g Speisestärke mit wenig Wasser glatt rühren, unter Rühren zum kochenden Saft hinzugeben, erneut gut aufkochen.
4. Grapefruit und Orangenfilets untermischen. 10g Baiser grob zerstoßen. Grütze mit Baiser bestreut servieren. Schmeckt warm und kalt gut!

178	Kalorien
36g	Kohlenhydrate
2g	Proteine
4g	Fette

Zubereitungszeit: circa 20 Minuten

Kaffeequark

ERGIBT 2 PORTIONEN

200g Magerquark

1TL Xylit

80ml Espresso

79 Kalorien

4g Kohlenhydrate

11g Proteine

2g Fette

1. Zutaten glattrühren, bis cremige Substanz entsteht. Durchkühlen und genießen.

Zubereitungszeit: circa 2 Minuten

French Toast

ERGIBT	2 PORTIONEN
2	Eier
2	Eiklar
200ml	Mandelmilch
40g	Proteinpulver
6 Sch.	Vollkorntoast
2EL	Kokosöl

516	Kalorien
34g	Kohlenhydrate
33g	Proteine
26g	Fette

1. Ei, Eiklar, Mandelmilch und Proteinpulver vermischen.
2. Toastscheiben in der Flüssigkeit aufweichen und dann in einer Pfanne mit Kokosöl knusprig braten.
3. Nach Belieben toppen, zum Beispiel mit Heidelbeeren.

Zubereitungszeit: circa 10 Minuten

Zuckerfreie Plätzchen

ERGIBT 50 PLÄTZCHEN

220g	Dinkelmehl
50g	Proteinpulver Vanille
180g	Margarine
80g	Erythrit
1	Eigelb

45	Kalorien
3g	Kohlenhydrate
1g	Proteine
3g	Fette

1. Alle Zutaten außer des Eigelbs zu einem Teig vermengen.
2. Teig dünn ausrollen und mit Ausstecher beliebig formen. Mit dem Eigelb bepinseln.
3. Blätterteig einrollen, mit Eigelb bestreichen.
4. Zehn Minuten bei 180°C backen.

Zubereitungszeit: circa 20 Minuten

Protein-Kaiserschmarrn

Desserts

Ergibt 2 Portionen

2	Eier
80g	Dinkelmehl
30g	Xylit
200ml	Fettarme Milch
60g	Proteinpulver Vanille
etwas	Butter

469	Kalorien
36g	Kohlenhydrate
47g	Proteine
16g	Fette

1. Eier trennen, die Eiweiße steifschlagen. Eigelbe mit Xylit mischen, dann mit Milch verquirlen.
2. Bisherige Zutaten mixen, dann Dinkelmehl und Proteinpulver hinzufügen.
3. Die Masse mit etwas Butter in einer Pfanne braten, bis der Teig eine goldbraune Farbe annimmt. Dann den Teig umdrehen, bis andere Seite die gleiche Farbe erhält. Zuletzt in kleine Stücke zerteilen.

Dazu schmeckt Apfelmus oder Zimt.

Zubereitungszeit: circa 15 Minuten

Schokoküchlein

ERGIBT 2 KÜCHLEIN

40g	Dinkelmehl
2	Eier
50g	Proteinpulver Schoko
20ml	Mandelmilch
20ml	Olivenöl
6g	Backpulver
Etwas	Skyr
	Himbeeren

321	Kalorien
21g	Kohlenhydrate
16g	Proteine
16g	Fette

1. Alle Zutaten außer Skyr und Himbeeren vermengen.
2. Den Teig in zwei kleinen Formen bei 180°C 15 Minuten backen.
3. Oben ein Loch in den gebackenen Kuchen höhlen, dieses mit Skyr und Himbeeren befüllen.
4. Entnommenes Kuchenstück als Deckel nehmen und mit restlichem Skyr toppen.

Zubereitungszeit: circa 5 Minuten zzgl. Backzeit

Apfelmus Brownies

ERGIBT 1 BROWNIEBLECH

90g	Vollkornmehl
2TL	Backpulver
45g	Entöltes Kakaopulver
200g	Apfelmus
3	Eiweiße
etwas	Xylit

49	Kalorien
7g	Kohlenhydrate
3g	Proteine
1g	Fette

1. Alle Zutaten miteinander vermengen und in eine Brownieform geben.
2. Im vorgeheizten Ofen bei 180°C rund 20 Minuten backen.

Zubereitungszeit: circa 5 Minuten zzgl. Backzeit

Grilled Pineapple

DESSERTS

ERGIBT	2 PORTIONEN
Etwas	Minze
1	Limette
1 EL	Reissirup
½	Ananas
1 EL	Ahornsirup
125ml	Kokoseis
10g	Kokosflocken

160	Kalorien
31g	Kohlenhydrate
2g	Proteine
3g	Fette

Zubereitungszeit: circa 10 Minuten

1. Minze hacken, Limette pressen und beides mit Reissirup vermischen.
2. Ananasfleisch in 1cm dicke Ringe schneiden. Diese beidseitig in einer heißen Pfanne oder auf dem Grill grillen. Dann mit Ahornsirup bestreichen.
3. Ananas mit Kokoseis, Minze-Mix und Kokosflocken servieren.

Frischkäse Kekse

ERGIBT	24 KEKSE
50g	Butter
50g	Frischkäse light
7EL	Erythrit
1TL	Vanilleextrakt
300g	Mandelmehl
1	Eiweiß
1EL	Proteinpulver Vanille

107	Kalorien
3g	Kohlenhydrate
9g	Proteine
9g	Fette

1. Butter, Frischkäse und Erythrit mixen. Vanilleextrakt, Eiklar und Prise Salz unterrühren.
2. Mandelmehl einrühren.
3. Etwa 25 Kekse auf einem Backblech formen.
4. Für rund 15 Minuten bei 200°C im vorgeheizten Ofen backen.

Zubereitungszeit: circa 10 Minuten zzgl. Backzeit

Zimtsterne

DESSERTS

ERGIBT 30 PLÄTZCHEN

1	Vanilleschote
250g	Erythrit Puderzucker
4	Eiweiß
400g	Gem. Mandeln
2TL	Gem. Zimt

120	Kalorien
1g	Kohlenhydrate
12g	Proteine
21g	Fette

Zubereitungszeit: circa 20 Minuten

1. Vanille auskratzen. Puderzucker in eine Schüssel hineinsieben.
2. Eiweiß steif schlagen, Prise Salz und Puderzucker einrieseln. 5EL Eischnee beiseite stellen.
3. Mandeln, Zimt und Vanille mit Eischnee und Puderzucker zu einem Teig vermengen.
4. Teig auf einem Backblech dünn ausrollen, ausstechen und Kekse mit restlicher Eischneemasse bestreichen.
5. 10 Minuten im vorgeheizten Backofen bei 150°C backen.

Riesenwackelpudding

DESSERTS

ERGIBT 2 PORTIONEN

500g	Magerquark
30g	Proteinpulver Vanille
2EL	Puddingcreme
4	Gelatineblätter

1. Gelatine 5 Minuten in kaltem Wasser einweichen.
2. Restliche Zutaten miteinander vermischen.
3. Gelatineblätter ausdrücken, dann in 400ml heißem Wasser auflösen.
4. Gelatine-Wasser-Gemisch mit restlichen Zutaten vermischen.
5. In einer Schüssel kaltstellen und aushärten lassen.

Tipp: Früchte als Topping nehmen!

335	Kalorien
13g	Kohlenhydrate
67g	Proteine
2g	Fette

Zubereitungszeit: circa 10 Minuten zzgl. Ruhezeit

Streuseltaler

Ergibt 2 Portionen

70g	Dinkelmehl
60g	Proteinpulver Vanille
10g	Backpulver
60g	Erythrit
100g	Skyr
50g	Frischkäse
30g	Gemahlene Haferflocken

120	Kalorien
1g	Kohlenhydrate
12g	Proteine
21g	Fette

1. Dinkelmehl mit 40g Proteinpulver, Backpulver, 20g Erythrit und Skyr verkneten und auf einem Backbleck zu zwei Talern formen.
2. Haferflocken, 20g Proteinpulver, 40g Erythrit und Frischkäse mixen und als Streusel über Taler geben.
3. Bei 175°C für 15 Minuten backen.

Zubereitungszeit: circa 10 Minuten zzgl. Backzeit

Schokomousse

ERGIBT 6 PORTIONEN

150g Sahne
½TL Vanilleextrakt
2 Eigelbe
80g Zartbitterschokolade

270 Kalorien
6g Kohlenhydrate
3g Proteine
25g Fette

1. Schokolade schmelzen.
2. Sahne steifschlagen, Vanille unterrühren.
3. Eigelbe salzen und Schokolade unterheben.
4. Sahnesteif unter Schokomasse heben.
5. In einer Schüssel kaltstellen und festwerden lassen.

Zubereitungszeit: circa 10 Minuten zzgl. Ruhezeit

DESSERTS

ERGIBT	2 PORTIONEN
100g	Hirse
300g	Himbeeren
2	Limetten
10g	Geh. Haselnüsse
400ml	Milch
6EL	Orangensaft
600g	Magerquark
200g	Naturjoghurt
4TL	Kokosblütensirup

620	Kalorien
76g	Kohlenhydrate
57g	Proteine
6g	Fette

Zubereitungszeit: circa 15 Minuten

Himbeercreme

1. Hirse waschen und mit Milch in einem Topf fünf Minuten köcheln.
2. Limettenschalen abreiben. Himbeeren mit der Schale, Orangensaft und Hälfte des Kokosblütensirups mischen.
3. Haselnüsse in Pfanne anrösten.
4. Quark, Joghurt und andere Hälfte vom Sirup mischen, Himbeeren und Hirse unterheben.
5. Creme mit gerösteten Haselnüssen servieren.

Protein Eis

Ergibt 2 Portionen

300g	Gefrorene Mango
40g	Proteinpulver Vanille
150ml	Sojamilch light

183	Kalorien
23g	Kohlenhydrate
19g	Proteine
1g	Fette

1. Die Zutaten pürieren und direkt eiskalt servieren.

Tipp: funktioniert auch mit anderen gefrorenen Früchten!

Zubereitungszeit: circa 3 Minuten

Blueberry-Choc-Cheesecake

DESSERT

500g	Magerquark
40g	Mandelmehl
20g	Kakaopulver
100ml	Kokosmilch
30g	Proteinpulver Vanille
30g	Frischkäse
1Pck	Backpulver
Etwas	Süßstoff
200g	Blaubeeren

361	Kalorien
23g	Kohlenhydrate
70g	Proteine
7g	Fette

1. Alle Zutaten außer der Beeren miteinander vermengen, bis eine cremige Substanz entsteht.
2. Eine Handvoll Beeren unterheben.
3. Teig in kleine Kuchenform geben, restliche Blaubeeren als Topping verwenden. Teig im vorgeheizten Ofen bei 160°C etwa 20 Minuten backen.

Zubereitungszeit: circa 5 Minuten zzgl. Backzeit

DESSERTS

ERGIBT 2 PORTIONEN

30g Puddingpulver Vanille

50g Proteinpulver Vanille

155 Kalorien

14g Kohlenhydrate

20g Proteine

1g Fette

Zubereitungszeit: circa 2 Minuten

Blitz-Proteinpudding

1. Zutaten mit 500ml Wasser gut vermischen.
2. Für zwei Minuten bei höchster Stufe in die Mikrowelle geben. Dann umrühren und erneut 30 Sekunden in die Mikrowelle geben.

Tipp: natürlich kann man statt Vanille auch andere Sorten wählen!

Zuckerfreie Nuss-Cookies

ERGIBT	12 COOKIES
100g	Zarte Haferflocken
100g	Gem. Mandeln
100g	Studentenfutter
1EL	Zimt
100g	Apfelmark
50g	Mandelmus
1EL	Agavendicksaft

116	Kalorien
8g	Kohlenhydrate
4g	Proteine
8g	Fette

1. Trockene Zutaten mit Apfelmark, Mandelmus und Agavendicksaft verkneten.
2. Mit zwei Esslöffeln kleine Häufchen bilden, diese zu Keksen plattdrücken.
3. Im vorgeheizten Ofen bei 180°C für 15 Minuten backen.

Zubereitungszeit: circa 20 Minuten

Roter Fruchtsalat

ERGIBT	2 PORTIONEN
250g	Wassermelone
125g	Kirschen
¼	Granatapfel
125g	Himbeeren
¼	Orange
1TL	Limettensaft

130	Kalorien
21g	Kohlenhydrate
3g	Proteine
1g	Fette

1. Wassermelone mundgerecht zerkleinern, Kirschen halbieren.
2. Granatapfelkerne aus dem Apfel lösen, Himbeeren verlesen und waschen.
3. Orangenschale reiben, Saft pressen. Beides mit Limettensaft und Granatapfelkernen vermischen.
4. Granatapfel-Mix über das restliche Obst geben.

Zubereitungszeit: circa 10 Minuten

Proteinpudding

DESSERTS

ERGIBT	2 PORTIONEN
500g	Magerquark
Pck	Gelatinefix
1	Eiweiß
Etwas	Aroma nach Wahl

239	Kalorien
14g	Kohlenhydrate
38g	Proteine
1g	Fette

1. Quark mit Aroma (z.B. Vanillearoma), etwas Wasser und Packung Gelatinefix vermengen.
2. Vorsichtig ein steifes Eiweiß unterheben.
3. Creme im Kühlschrank auskühlen lassen.

Zubereitungszeit: circa 5 Minuten zzgl. Ruhezeit

Gebrannte Mandeln

ERGIBT 10 PORTIONEN

300g	Mandeln mit Haut
70ml	Wasser
0,5TL	Gemahlene Vanille
Prise	Meersalz
2EL	Ahornsirup
20g	Kokosblütenzucker

210	Kalorien
9g	Kohlenhydrate
6g	Proteine
16g	Fette

1. Mandeln in einer Pfanne ohne Fett rösten.
2. Mandeln herausnehmen, Wasser, Vanille, Salz, Ahornsirup und Kokosblütenzucker hineingeben und aufkochen. Dann Mandeln hinzugeben und darin wälzen.
3. Auskühlen und dann zeitnah genießen.

Zubereitungszeit: circa 10 Minuten

DESSERT

Spicy Joghurt

ERGIBT	2 PORTIONEN
300g	Fettarmer Joghurt
1	Rote Paprika
100g	Kichererbsen
1TL	Chiliflocken

204	Kalorien
27g	Kohlenhydrate
13g	Proteine
4g	Fette

1. Joghurt mit Salz und Pfeffer würzen.
2. Paprika waschen und in Streifen schneiden.
3. Kichererbsen abtropfen und in zwei Gläser geben. Gläser mit Joghurt auffüllen und Chiliflocken als Topping obenauf geben.
4. Paprikasticks dazu reichen.

Zubereitungszeit: circa 5 Minuten

Energy Balls

SNACKS

ERGIBT 10 BÄLLCHEN

100g Datteln

15g Erdnussbutter

80g Proteinmüsli

66 Kalorien

9g Kohlenhydrate

3g Proteine

1g Fette

1. Datteln mit Erdnussbutter pürieren oder zerdrücken, bis eine Masse entsteht.
2. Die Masse mit dem Proteinmüsli vermengen.
3. Aus der Masse zehn Bälle formen.

Wir empfehlen die Lagerung im Kühlschrank.

Zubereitungszeit: circa 10 Minuten

Russische Eier

ERGIBT 16 HÄLFTEN

8	Gek. Eier
3EL	Griech. Joghurt
2TL	Süßer Senf
1EL	Geh. Kapern
1TL	Geh. Dill
1TL	Zitronensaft
1TL	Chiasamen

45	Kalorien
1g	Kohlenhydrate
3g	Proteine
3g	Fette

1. Gekochte Eier halbieren, Eigelb entnehmen.
2. Übrige Zutaten mit dem Eigelb vermengen, die Masse in die leeren Eiweiße geben.
3. Mit Dill dekorieren.

Zubereitungszeit: circa 15 Minuten

Guacamole

ERGIBT	4 PORTIONEN
200g	TK-Erbsen
1	Avocado
Etwas	Zitronensaft
1	Zwiebel
1	Knoblauchzehe
2	Tomaten

117	Kalorien
7g	Kohlenhydrate
7g	Proteine
6g	Fette

1. Erbsen fünf Minuten kochen, dann pürieren.
2. Avocado Fruchtfleisch mit Gabel zerdrücken, etwas Zitronensaft hinzugeben.
3. Zwiebel und Knoblauch hacken, Tomaten fein würfeln.
4. Alle Zutaten vermengen, nach Belieben würzen.

Dazu schmeckt Vollkornbrot oder Süßkartoffel.

Zubereitungszeit: circa 15 Minuten

Gegrillte Früchte

ERGIBT 2 PORTIONEN

200g	Wassermelone
1	Papaya
200g	Ananas
Zweig	Thymian

126	Kalorien
28g	Kohlenhydrate
1g	Proteine
0g	Fette

1. Früchte in 1cm dicke Scheiben schneiden und ohne Fett in einer Pfanne angrillen.
2. Vor dem Servieren leicht salzen. Wer es schärfer mag, kann auch Chiliflocken auf die Früchte geben.

Zubereitungszeit: circa 3 Minuten zzgl. Individueller Grillzeit

Würziger Apfel

ERGIBT 2 PORTIONEN

2	Äpfel
1	Chilischote
2EL	Pflanzenöl
2	Knoblauchzehen
200g	Körniger Frischkäse
2	Limetten

120	Kalorien
1g	Kohlenhydrate
12g	Proteine
21g	Fette

1. Knoblauch, Gewürze nach Wahl (wir empfehlen Salz und Koriander) mit Limettensaft zerdrücken.
2. Apfelkern entfernen und Apfel in Scheiben teilen.
3. Apfelscheiben in Pflanzenöl anbraten, mit Limettenmarinade begießen und zusammen mit Frischkäse servieren.

Zubereitungszeit: circa 10 Minuten

Müslipizza

ERGIBT 2 PORTIONEN

2	Bananen
150g	Haferflocken
2EL	Honig
16g	Leinsamen
140g	Skyr
120g	Himbeeren

120	Kalorien
1g	Kohlenhydrate
12g	Proteine
21g	Fette

1. Bananen zerdrücken und mit Haferflocken, Honig und Leinsamen vermischen.
2. Teig zu zwei runden Pizzaböden formen und für 15 Minuten im vorgeheizten Backofen bei 180°C backen.
3. Pizzen nach Backvorgang mit Skyr und Himbeeren belegen, bei Bedarf mit Xylit süßen.

Zubereitungszeit: circa 10 Minuten zzgl. Backzeit

Knabbererbsen

ERGIBT 2 PORTIONEN

2 Dosen Kichererbsen

1EL Sesamöl

3EL Masala Gewürzmischung

423 Kalorien

47g Kohlenhydrate

19g Proteine

11g Fette

1. Kichererbsen abgießen und in einer Schale mit Gewürzen und Öl vermengen.
2. Kichererbsen auf einem Backblech verteilen und bei 180°C im vorgeheizten Ofen backen. Nach 15 Minuten wenden.

Zubereitungszeit: circa 2 Minuten zzgl. Backzeit

Express Porridge

ERGIBT	2 PORTIONEN
160g	Zarte Haferflocken
2EL	Geschr. Leinsamen
2EL	Chiasamen
2TL	Zimt
2EL	Ahornsirup
1	Banane

410	Kalorien
55g	Kohlenhydrate
15g	Proteine
12g	Fette

1. Haferflocken mit heißem Wasser übergießen.
2. Lein- und Chiasamen hinzugeben, alles verrühren.
3. Fünf Minuten ziehen lassen, dann Zimt und Ahornsirup untermengen.
4. Mit Banane oder anderem Obst toppen.

Zubereitungszeit: circa 5 Minuten

Schoko Chia Pudding

Ergibt	2 Portionen
30g	Chiasamen
200ml	Fettarme Milch
10g	Kakaopulver
1TL	Agavendicksaft
1	Banane

204	Kalorien
21g	Kohlenhydrate
8g	Proteine
8g	Fette

1. Chiasamen mit Milch, Kakao und Honig verrühren.
2. Hälfte der Banane zerdrücken und dazugeben.
3. Chiapudding 15 Minuten quellen lassen.
4. Mit der anderen Hälfte der Banane dekorieren, bei Bedarf mit Zimt bestreuen.

Zubereitungszeit: circa 20 Minuten

Schnelles Bruschetta

Snacks

Ergibt	2 Portionen
200g	Cherrytomaten
1	Schalotte
1	Petersilienstiel
Etwas	Basilikum
1TL	Olivenöl
4TL	Frischkäse
4	Scheiben Vollkornbrot

300	Kalorien
46g	Kohlenhydrate
8g	Proteine
8g	Fette

1. Tomaten waschen und würfeln. Schalotte und Petersilie kleinhacken. Öl zufügen und miteinander vermischen.
2. Getoastetes Brot mit Frischkäse bestreichen, Mit Tomatenmix belegen und Basilikum obenauf legen.

Zubereitungszeit: circa 5 Minuten

Bohnen-Dipp

ERGIBT 2 PORTIONEN

2	Dosen Kidneybohnen
4	Knoblauchzehen
1	Limette

319	Kalorien
41	Kohlenhydrate
24	Proteine
2	Fette

Zubereitungszeit: circa 7 Minuten

1. Zerkleinerten Knoblauch mit abgetropften Kidneybohnen in eine Schale geben.
2. Saft der Limette und 2EL Wasser hinzugeben.
3. Miteinander pürieren.

Dazu Gemüsestickt oder Vollkornbaguette reichen.

Crispy Cheese

ERGIBT	2 PORTIONEN
200g	Parmesan oder anderen Hartkäse
Etwas	Rosmarin

430	Kalorien
2g	Kohlenhydrate
37g	Proteine
29g	Fette

1. Hartkäse reiben und mit zerhacktem Rosmarin vermengen.
2. Käsegemisch auf einem Backbleck auslegen.
3. Im vorgeheizten Ofen bei 200°C für 10-15 Minuten backen.

Zubereitungszeit: circa 3 Minuten zzgl. Backzeit

Snacks

Melonen-Schinken-Snack

Ergibt 4 Portionen

½	Cantaloupemelone
8	Scheiben Parmaschinken
Etwas	Basilikum
60g	Mozzarella

60	Kalorien
1g	Kohlenhydrate
5g	Proteine
4g	Fette

1. Melone und Mozzarella in Scheiben schneiden.
2. Schinken um Melone und Mozzarella wickeln.
3. Basilikum hacken und als Dekoration über Röllchen verteilen.

Zubereitungszeit: circa 5 Minuten

Chocolate-Proteinshake

SHAKES

ERGIBT	2 PORTIONEN
1	Banane
250g	Magerquark
2EL	Kakaopulver
30g	Proteinpulver Schoko
4EL	Haferflocken
2EL	Chiasamen
200ml	Mandeldrink
100g	Gem. Beeren

406	Kalorien
35g	Kohlenhydrate
32g	Proteine
13g	Fette

1. Alle Zutaten miteinander pürieren, bis eine cremige Substanz entsteht.
2. Wer mag, kann seinen Drink mit Haselnüssen oder Kakaopulver toppen.

Zubereitungszeit: circa 3 Minuten

Protein-Lassi

ERGIBT 2 PORTIONEN

1 Mango

500g Naturjoghurt fettarm

10 Eiswürfel

Prise Kardamom

392 Kalorien

44g Kohlenhydrate

39g Proteine

6g Fette

1. Fruchtfleisch der Mango mit den restlichen Zutaten mixen, bis der Shake cremig erscheint.
2. Direkt Eiskalt genießen!

Zubereitungszeit: circa 3 Minuten

Pina-Colada-Shake

ERGIBT 2 PORTIONEN

1	Mango
200ml	Kokosmilch
6EL	Schmelzflocken
50g	Proteinpulver Vanille

374	Kalorien
24g	Kohlenhydrate
36g	Proteine
6g	Fette

1. Die Zutaten mit 600ml Wasser in einen Mixer geben.
2. Mixen, bis eine cremige Substanz entsteht. Gekühlt auf Eis servieren.

Zubereitungszeit: circa 3 Minuten

Mandelsmoothie

ERGIBT 2 PORTIONEN

2	Bananen
6	Eiswürfel
6EL	Sojajoghurt
400ml	Mandelmilch
50g	Proteinpulver
2EL	Mandelmus

360	Kalorien
27g	Kohlenhydrate
31g	Proteine
14g	Fette

1. Banane in Scheiben schneiden und min. vier Stunden einfrieren.
2. Gefrorene Banane mit allen anderen Zutaten cremig pürieren.
3. Nach Geschmack mit Zimt oder Xucker verfeinern.

Zubereitungszeit: circa 3 Minuten

Red Smoothie

Snacks

Ergibt 2 Portionen

200g	Kirschen
1	Apfel
400ml	Wasser
etwas	Kokosblütensirup

90	Kalorien
20g	Kohlenhydrate
1g	Proteine
1g	Fette

1. Kirschen und Äpfel von Kernen befreien, mit dem Wasser mixen.
2. Restliche Zutaten zugeben und alles pürieren.

Zubereitungszeit: circa 3 Minuten

Green Smoothie

ERGIBT 4 PORTIONEN

	Wasser
2	Datteln
1	Limette
1	Banane
100g	Spinat
2	Avocados

230	Kalorien
16g	Kohlenhydrate
3g	Proteine
15g	Fette

Zubereitungszeit: circa 3 Minuten

1. Fruchtfleisch aus Avocado entnehmen, Datteln entsteinen.
2. Alle Zutaten miteinander pürieren.

Vanille-Nuss-Shake

SHAKES

ERGIBT 2 PORTIONEN

500ml	Mandelmilch
50g	Proteinpulver Vanille
2TL	Haselnussmus
1TL	Xylit

189	Kalorien
8g	Kohlenhydrate
24g	Proteine
10g	Fette

1. Die Zutaten in einem Shaker miteinander vermengen, bis eine cremige Substanz entsteht.

Zubereitungszeit: circa 3 Minuten

Himbeer-Proteinshake

ERGIBT	2 PORTIONEN
1	Banane
1	Limette
Etwas	Minze
250g	TK-Himbeeren
300ml	Mandeldrink
4	Eiswürfel
60g	Proteinpulver nach Wahl

265	Kalorien
35g	Kohlenhydrate
27g	Proteine
2g	Fette

Zubereitungszeit: circa 3 Minuten

1. Limette pressen. Limettensaft mit restlichen Zutaten pürieren.
2. Nach Belieben mit Himbeeren garnieren.

Wir empfehlen Proteinpulver mit Vanille- oder Kokosgeschmack.

Bananashake

ERGIBT 2 PORTIONEN

2	Bananen
400ml	Fettarme Milch
200g	Frischkäse
1TL	Xylit
50g	Proteinpulver Vanille

234	Kalorien
31g	Kohlenhydrate
29g	Proteine
1g	Fette

1. Alle Zutaten in einem Mixer pürieren.
2. Shake genießen.

Zubereitungszeit: circa 3 Minuten

Mandel-Kiwi-Shake

ERGIBT 2 PORTIONEN

400ml	Mandelmilch
160g	Naturjoghurt
40g	Mandeln
2	Kiwis
50g	Proteinpulver Vanille

341	Kalorien
22g	Kohlenhydrate
27g	Proteine
15g	Fette

1. Alle Zutaten pürieren, bis cremige Substanz entsteht.

Zubereitungszeit: circa 3 Minuten

Brokkolishake

ERGIBT 2 PORTIONEN

200g	Brokkoli
400ml	Buttermilch
160g	Avocado
2	Bananen
etwas	Zitronensaft
50g	Proteinpulver

453	Kalorien
46g	Kohlenhydrate
29g	Proteine
15g	Fette

1. Proteinpulver nach Lieblingsgeschmack wählen.
2. Alle Zutaten pürieren, bis cremige Substanz entsteht.

Bei Bedarf mit Honig süßen.

Zubereitungszeit: circa 3 Minuten

Shakes

Erdbeer-Quark-Shake

Ergibt 2 Portionen

600ml Fettarme Milch

300g Magerquark

200g Erdbeeren

50g Proteinpulver

360 Kalorien

26g Kohlenhydrate

49g Proteine

6g Fette

1. Proteinpulver nach Lieblingsgeschmack wählen.
2. Alle Zutaten pürieren, bis cremige Substanz entsteht.

Zubereitungszeit: circa 3 Minuten

Die zehn größten Fehler im Muskelaufbau

„Sorge dich gut um deinen Körper. Es ist der einzige Ort, den du zum Leben hast.“ – Jim Rohn

Fehler in der Ernährung und / oder im führen dazu, dass der Muskelaufbau verlangsamt wird oder sogar gänzlich stagniert. Zudem wird das mitunter Verletzungsrisiko erhöht. Finde heraus, welche die bekanntesten und am weitesten verbreiteten Gründe für einen schlechten Muskelaufbau sind!

1. Du machst die falschen Übungen. Viele Sportler konzentrieren sich auf Übungen, die nur eine einzige Muskelgruppe beanspruchen. Dabei sind es eigentlich die Grundübungen, wie zum Beispiel die Kniebeugen oder Bankdrücken, die viele Muskelgruppen gleichzeitig beanspruchen. Und da sie eben viele Muskelgruppen gleichzeitig ansprechen, setzen sie deinen Körper auch vermehrt unter Stress. Stress wiederum begünstigt die Ausschüttung von Wachstumshormonen, die den Muskel zur Ausdehnung anregen. Vergiss daher unter keinen Umständen die klassischen Grundübungen, sie sollten mindestens 40 bis 50 Prozent deines Trainingsplans ausmachen!
2. Mangelnde Körperkontrolle. Im Training geht es darum, deinen Muskel möglichst gut zu kontrollieren und Übungen korrekt auszuführen. Andernfalls bringen sie dir keinerlei Nutzen, sondern schaden deinem Körper eher. Wenn du deinen Muskel daher beim Ausführen einer Übung nicht ausreichend spürst, reizt du ihn auch nicht. Konzentriere dich daher lieber auf die korrekte Ausführung als dass du sagenhafte Gewichte stemmst.
3. Zu viel Cardio. Cardioeinheiten sind gut für den Stoffwechsel und auch gut für dein Herz-Kreislauf-System. Allzu viel Cardio solltest du dennoch nicht machen, da du jede Menge Energie verbrauchst, die du besser in gezielte Übungen zum Muskelaufbau investieren solltest. Jede Woche zwei bis drei kurze Cardio Einheiten von rund 20 Minuten eignen sich als hochwertiger Ausgleich zum Kraftsport. Aber auch hierbei gilt: lass einen Pausentag gerne auch einfache einen Pausentag sein. Deine Muskeln brauchen Zeit, um sich zu regenerieren. Treibst du aber Ausdauersport, wird dieser Prozess unterbrochen und durch energieraubende Sportmaßnahmen gestört.
4. Abbruch im Bewegungsablauf während einer Übung. Viele Personen machen unbewusst den Fehler, dass sie eine Sportübung zu früh beenden. So wird die Hantel beim Bankdrücken zum

Beispiel nicht bis auf die Brust geführt, sondern auf halbem Weg schon wieder hochgedrückt. Das kann sogar schwerwiegende Folgen haben. Denn wenn sich diese Handlung wiederholt, kann es passieren, dass die beanspruchten Muskeln nicht wachsen, sondern sich sogar verkürzen.

5. Schwung statt Muskelkraft. Wer Sportübungen mit Schwung statt über die körpereigene Muskelkraft ausübt, belastest du deine Sehnen und Gelenke unnötig. Dem Muskel, den du mit der Übung eigentlich trainieren wolltest, bringst du damit natürlich auch keinerlei Nutzen.
6. Zu lange Pausen während eines Satzes. Halte die Pausen während eines Trainingssatzes kurz. Nur 30 bis 40 Sekunden bis der nächste Satz beginnt – nur so bringst du deine Muskeln zur gewünschten Ermüdung.
7. Nach dem Training auf Essen verzichten. Wenn du Muskeln aufbauen möchtest, musst du sie auch mit den richtigen Nährstoffen versorgen. Nur wenn diese geliefert werden, kann er die nötige Energie aufwenden, um die Muskeln zu regenerieren und damit zum Wachstum anregen.
8. Schlafmangel. Im Schlaf regenerieren sich deine Muskeln vom Training und wachsen letztlich. Wer zu wenig schläft, schüttet auch zu wenig Wachstumshormone aus. Außerdem wirst du im nächsten Training auch nicht die nötige Energie und Motivation finden, wenn du übermüdet bist.
9. Zu wenig Trinken. Eine proteinreiche Mahlzeit wie sie für den Muskelaufbau wichtig ist, hat einen leicht harntreibenden Effekt. Die Proteine wandelt der Körper nämlich in Energie um und um die enthaltenen Stickstoff Bestandteile der Proteine aus den Molekülen zu lösen, benötigt er jede Menge Wasser. Führe deinem Körper daher jeden Tag ausreichend Wasser zu, sodass er das Maximum aus der proteinreichen Mahlzeit ziehen kann.
10. Und last but not least: die falsche Ernährung. Die Ernährung ist das A und O für den Muskelaufbau und darf definitiv nicht außer Acht gelassen werden. Die Energie zum Muskelwachstum gewinnt dein Körper aus der ihm zugeführten Nahrung. Darum achte darauf, dass du keinem Körper stets die benötigten Nährstoffe zuführst, sodass dein Training optimal unterstützt wird.

Grundlegendes wöchentliches Core-Trainingsprogramm:

Workout # 1
Montag Brust, Trizeps und Bauch

Workout # frei
Dienstag

Workout # 2
Mittwoch Rücken, Bizeps und Bauch

Workout # frei
Donnerstag

Workout # 3
Freitag Schultern, Beine und Bauch

Workout # frei
Samstag

Workout # frei – optional Workout # 1
Sonntag

Zusätzliche Tipps:

- Die Bauchmuskeln werden täglich von Montag bis Freitag durchgeführt.

Workout # 1

Brust:

Bankdrücken	3 Sätze x 10-12 Wiederholungen
Schrägbank	3 Sätze x 10-12 Wiederholungen
Flys	3 Sätze x 10-12 Wiederholungen

Trizeps:

Stehende Trizeps-Extension mit Langhantel	3 Sätze x 8-10 Wiederholungen
Enges Bankdrücken	3 Sätze x 10-12 Wiederholungen
Bauchmuskeln Crunches	4 Sätze x 25 Wiederholungen

Workout # 2

Schultern:

Kurzhantel Press	3 Sätze x 8-10 Wiederholungen
Militärpresse	3 Sätze x 8-10 Wiederholungen
Stehende Seitheben	3 Sätze x 8-10 Wiederholungen

Beine:

Kniebeugen	5 Sätze x 8-10 Wiederholungen
Beinstrecker	5 Sätze x 8-10 Wiederholungen
Beinbeuger	5 Sätze x 8-10 Wiederholungen
Bauchmuskeln Crunches	4 Sätze x 25 Wiederholungen

Workout # 3

Rücken:

Latzug Pulldowns	3 Sätze x 8-10 Wiederholungen
Kreuzheben	5 Sätze x 8-10 Wiederholungen
Kurhantel Rudern	3 Sätze x 8-10 Wiederholungen

Bizeps:

Sitzende Kurzhantel-Curls	3 Sätze x 8-10 Wiederholungen
Stehende Langhantel Rudern	3 Sätze x 8-10 Wiederholungen
Bauchmuskeln Crunches	4 Sätze x 25 Wiederholungen

Haftungsausschluss

Dieses Buch enthält Meinungen und Ideen des Autors und hat die Absicht, Menschen hilfreiches und informatives Wissen zu vermitteln. Die enthaltenen Strategien passen möglicherweise nicht zu jedem Leser, und es gibt keine Garantie dafür, dass sie auch wirklich bei jedem funktionieren. Die Benutzung dieses Buchs und die Umsetzung der darin enthaltenden Informationen erfolgt ausdrücklich auf eigenes Risiko. Haftungsansprüche gegen den Autor für Schäden materieller oder ideeller Art, die durch die Nutzung oder Nichtnutzung der Informationen bzw. durch die Nutzung fehlerhafter und/oder unvollständiger Informationen verursacht wurden, sind ausdrücklich ausgeschlossen. Das Werk, inklusive aller Inhalte, gewährt keine Garantie oder Gewähr für Aktualität, Korrektheit, Vollständigkeit und Qualität der bereitgestellten Informationen. Druckfehler und Fehlinformationen können nicht vollständig ausgeschlossen werden.

Impressum

Autor wird vertreten durch:

Onur Kizilarslan
Sudetenstr.50
76187 Karlsruhe
&
Dennis Graff
Hildastr. 22
76275 Ettlingen

oasis.bookz@gmail.com

Covergestaltung: 99 Designs
Coverbilder: Shutterstock

Printed in Poland
by Amazon Fulfillment
Poland Sp. z o.o., Wrocław

83593163R00166